中东欧

国家卫生体制研究

主　编　任明辉　王　颖

副主编　季　煦　卢国萍

编　者　方律颖　杨　光　万　瑾
　　　　张东奇　宋涵超

U0363118

人民卫生出版社

图书在版编目(CIP)数据

中东欧国家卫生体制研究 / 任明辉,王颖主编. —北京:
人民卫生出版社,2015
ISBN 978-7-117-20894-9

Ⅰ. ①中… Ⅱ. ①任…②王… Ⅲ. ①医疗保健制度—
研究—中欧、东欧 Ⅳ. ①R199.51

中国版本图书馆 CIP 数据核字(2015)第 114179 号

| 人卫社官网 | www.pmph.com | 出版物查询,在线购书 |
| 人卫医学网 | www.ipmph.com | 医学考试辅导,医学数据库服务,医学教育资源,大众健康资讯 |

中东欧国家卫生体制研究

主　　编:任明辉　王　颖
出版发行:人民卫生出版社(中继线 010-59780011)
地　　址:北京市朝阳区潘家园南里 19 号
邮　　编:100021
E - mail:pmph @ pmph.com
购书热线:010-59787592　010-59787584　010-65264830
印　　刷:北京铭成印刷有限公司
经　　销:新华书店
开　　本:710×1000　1/16　　印张:9
字　　数:157 千字
版　　次:2015 年 6 月第 1 版　2015 年 6 月第 1 版第 1 次印刷
标准书号:ISBN 978-7-117-20894-9/R · 20895
定　　价:32.00 元
打击盗版举报电话:010-59787491　E-mail:WQ @ pmph.com
(凡属印装质量问题请与本社市场营销中心联系退换)

序　言

2013年，习近平总书记提出了建设"一带一路"的战略构想，为未来十年中国开展外交、政治、经济合作描绘了一幅宏伟的蓝图。中东欧国家地处新丝绸之路经济带沿线，对我国实施"一带一路"战略具有至关重要的意义。针对这些国家开展研究，将对未来的务实合作奠定坚实的基础。

卫生合作是我国与中东欧国家开展人文交流活动的重要内容。由于历史原因，在新中国成立之后，我国与中东欧国家开展了不同形式、不同层次的卫生交流与合作。在卫生体制、卫生政策等方面，双方有许多相似之处。20世纪90年代以来，中东欧国家的政治、经济体制变革，社会逐步转型，卫生体制和卫生政策也不断调整。中东欧国家经历了不同的历史发展阶段、不同程度的卫生体制转型，其经验与教训对于我国当前深化医药卫生体制改革具有重要的借鉴意义。

此外，健康无国界。在当前新发传染病不断出现，慢性非传染性疾病负担日益加重的形势下，加强对中东欧国家健康状况、卫生体制、卫生资源等方面的了解，对推动与中东欧国家开展全面的卫生合作，支持"一带一路"战略的贯彻实施十分必要。

经过近一年的精心筹备，首届中国—中东欧国家卫生部长论坛将于2015年6月在捷克首都布拉格举行，这将开启中国与中东欧国家卫生合作的新篇章。值此之际，我非常高兴地看到，国家卫生计生委国际合作司和复旦大学组织、编纂出版了《中东欧国家卫生体制研究》一书。此书是国家卫生计生委贯彻"一带一路"战略的一项基础性研究工作，为我国各地、各单位未来与中东欧国家开展合作提供了有益的分析和信息，有助于系统了解中东欧国家的基本卫生情况，填补这一领域的空白。因此，此书具有重要的学术价值和现实意义。

　　我衷心希望此书的出版能够为从事卫生外交、卫生体制改革的同事们提供具有重要价值的参考，为推动中国全球卫生战略布局发挥其应有的作用。

国家卫生计生委副主任

马晓伟

2015 年 5 月

前　言

当前，中国经济发展进入新常态，医改步入攻坚期。尽管深化医药卫生体制改革业已取得重大阶段性成效，但体制性矛盾和深层次问题仍不断显现：老龄化给医疗、医保和护理服务带来巨大压力，城镇化对卫生资源配置产生综合影响，传统和新发传染性疾病的威胁尚未全面消除，慢性病又逐渐成为居民主要经济负担，公共卫生和医疗服务能力还不能完全适应这些新情况、新变化，医改之路任重而道远。

健康不分国界。中国与中东欧国家虽然远隔万里、国情不同，但却面临着在经济、社会转型过程中相似的健康挑战。在全球经济复苏乏力的背景下，如何改革和完善医药卫生体制，使之更有效率和效益；如何进一步提高筹资能力，为居民提供更可靠的医疗保障；如何增强卫生系统应变能力，有效应对传染性疾病的严重威胁等，均是中国和中东欧国家希望彼此学习、交流互鉴的重要内容。本书撰写的目的，便是为中国的读者介绍中东欧国家在健康指标、卫生体系和资源配置等方面的主要情况，并与中国现状进行横向对比，以期为今后的交流合作奠定基础。

本书的数据主要来源于中东欧各国卫生部网站、世界卫生组织官网、世界银行官网、Gapminder，同时从中国知网、中国外交部官网进行数据补充。在书稿的编撰过程中，编者首先对 16 个国家的英文素材进行了检索、汇总、整理及编译；进而对全部译稿进行了删减和修订，重点集中在整体架构的梳理和完善，题材内容的更新、充实、调整和补缺；最后，对书稿文辞进行了全面的修饰、匡正和校勘。

本书的写作是一次全新的尝试，旨在抛砖引玉，希望能引起更多专家学者对于中东欧国家卫生体制的关注。限于时间及编者水平有限，本书尚有一些不足之处。由于资料来源等诸多条件限制，16 个国家中缺少波黑、黑山、拉脱维亚三国有关卫生体制的资料，且各章节在篇幅上不完全均衡，希望将来能够进一步增补完善。对于书稿中存在的纰缪或疏漏之处，编者祈望专家学者、读者不吝指正。

编　者

2015 年 5 月

目 录

第一章

总 论

中东欧是一个地缘政治概念，泛指欧洲大陆地区受前苏联控制的前社会主义国家、冷战时期的东欧国家，再加上波罗的海三小国（立陶宛、拉脱维亚、爱沙尼亚）和除俄罗斯外苏联的欧洲部分成员国。东起高加索山脉和乌拉尔山，西至欧洲东部。东欧地区在地理上包括爱沙尼亚、拉脱维亚、立陶宛等国家，中欧地区包括波兰、捷克、斯洛伐克、匈牙利等国家。本书中所指的中东欧国家，则包括了阿尔巴尼亚、波黑、保加利亚、克罗地亚、捷克、爱沙尼亚、匈牙利、拉脱维亚、立陶宛、马其顿、黑山、波兰、罗马尼亚、塞尔维亚、斯洛伐克和斯洛文尼亚在内的 16 个国家。

中东欧地区可谓是全球经济最活跃的地区之一。截至 2013 年，中东欧 16 国中有 11 个国家成为欧盟会员国。从加入欧盟或申请加入欧盟以来，大部分国家实现了经济的快速增长。据世界卫生组织（World Health Organization，WHO）全球统计数据显示，2013 年中东欧 16 国中，人均国内生产总值超过全世界 224 个国家（地区）上四分位数（22 886 美元，P75）的有 6 个国家，10 个国家位于 P75 和 P50（9275.6 美元）之间。其中，人均国内生产总值最高的是捷克，达到了 27 840.5 美元，最低的波黑也达到了 9275.6 美元，在全球 P60 左右。与中国相比，除了阿尔巴尼亚和波黑之外，有 14 个国家人均国内生产总值超越中国（11 523.5 美元）。

从人口构成来看，中东欧 16 国整体呈现出不断加重的老龄化趋势。2013年，全球 60 岁以上人口比例达到了 19.5%，全球人口呈现老龄化趋势。中东欧地区 16 个国家中，60 岁以上人口比例从 15.3%（阿尔巴尼亚）到 26.4%（保加利亚）不等。可以看出，16 个国家老龄化程度超出了欧洲地区平均水平12.3%，以及中国 14.9% 的平均水平，更有 11 个国家远远超出了全球的平均水平。

从期望寿命指标来看，2013 年中东欧 16 国均具有较高的健康水平。其中，最高的是斯洛文尼亚，达到了 79.6 岁，最低的是立陶宛，也达到了 72.1 岁。

16个国家全部都高于全球P50（72.1岁）值，包括斯洛文尼亚，捷克、克罗地亚和阿尔巴尼亚在内的4个国家甚至高于全球P75（76.8岁）值；有7个国家的期望寿命大于中国（75.3岁）。

相对多数中东欧国家，中国期望寿命指标略有优势。但是，在婴幼儿保健方面，中国与中东欧国家的差距依然较大。2012年婴儿死亡率指标的全球从低到高排序中，中东欧16国中婴儿死亡率较低的前三位国家分别是斯洛文尼亚、爱沙尼亚和捷克，均位列世界前20位。其中，13个国家低于全球的P25（8.2‰），16个国家均低于全球P50（19.8‰）。仅有一个国家——阿尔巴尼亚的婴儿死亡率（15.0‰）高于中国（12.1‰）。同样，2013年的5岁以下儿童死亡率指标的排序也揭示了中国与中东欧多国之间的明显差距。全世界的排序中，斯洛文尼亚、爱沙尼亚和捷克5岁以下儿童死亡率较低，位列全球前15位，有13个国家排序在前P25（9.5‰）以内；16国均低于P50（23.6‰）。与中国相比，仅阿尔巴尼亚（14.9‰）高于中国（12.7‰）以外，其余15国均低于中国。

中东欧孕产妇保健工作同样明显优于中国。2011年全球孕产妇死亡率指标的排序显示，中东欧16国孕产妇死亡率无一例外地均低于中国（26.5/10万）。在从小到大的序位中，死亡率较低的是爱沙尼亚（6.2/10万），最高的是保加利亚（25.6/10万），16国中14个国家低于全球P25（24.6/10万）值。可见，孕产妇死亡率高达26.5/10万的中国，孕产妇保健工作任重而道远。

虽然部分国家反映高移民率等问题导致医护人员配置的严重不足，但是大多数中东欧国家具有较好的人力资源配置。2010年全世界高收入国家和中等收入国家的每千人口医生数分别为2.8和1.2人。2009年中东欧16国的数据显示，每千人口拥有的医生数在1.2至3.7人之间，均达到了中等收入国家的标准，其中有7个国家达到了高收入国家标准。

中东欧国家卫生总体筹资水平较高。塞尔维亚、波黑、黑山和斯洛文尼亚是卫生总费用占GDP比例最高的中东欧国家，分别达到了10.4%、9.9%、9.1%和8.8%。16个中东欧国家中，有4个国家卫生总费用占GDP比例高于全球P75值（8.1%），除了罗马尼亚（5.1%）外，剩下11个国家均高于全球P50（5.8%）值。即使是最低的罗马尼亚，其比例与中国（5.4%）的差距也近0.3个百分点。

中东欧国家政府卫生筹资力度较高。政府卫生支出占政府总支出比例指标显示，有9个中东欧国家位列中国（12.5%）之前，其中比例最高的是波黑（16.6%），其次是克罗地亚（15.1%）和斯洛伐克（14.7%）。在比例低于中国的 7 个中东欧国家中,位列最末的是拉脱维亚(8.9%)与阿尔巴尼亚(9.9%)。16 国中,5 个国家的指标大于全球 P75(13.9%)的数值,15 个国家超出了 P50(9.8%)。

广义政府支出和个人支出为卫生总费用的两大来源。卫生总费用中政府支出比例普遍不低,16 个国家从 47.6%~84.8% 不等,最高的是捷克(84.8%),最低的是阿尔巴尼亚(47.6%)。其中,除了阿尔巴尼亚外,其他 15 个中东欧国家均高于全球 P50 的数值(55.5%),以及中国 56.0% 的比例。相应地,卫生总费用中个人支出压力并不大。卫生总费用中个人支出比例指标中,低于全球 P25(27.2%)的有捷克、克罗地亚、爱沙尼亚等 5 个国家;除阿尔巴尼亚(52.4%)外的 15 个国家的数值均小于全世界 P50(44.5%)的数值,同时这 15 个国家也均低于中国 44.0% 的比例。可以看出,中东欧 16 国的政府支出比例普遍较高,个人支出比例较低,这对确保居民医疗服务的可及性,提高人群的健康水平起着积极的作用。但是,在卫生总费用的不断增长下,过高的政府卫生筹资压力必然会成为政府的经济压力,尤其是经济发展不景气氛围之下,如何在不大幅度增加居民负担的情况下,通过改革支付方式,提高医疗服务效率,降低医疗卫生成本成为了多数中东欧国家面临的一大难题。

综上所述,不论从经济发展,还是从健康水平,或是卫生筹资水平和构成,相对中国而言,中东欧 16 国均普遍具有优势。细数 16 国的卫生体系,可以发现:社会强制性医疗保险是中东欧多数国家的选择,且在人群中有着较高的覆盖率,保证着全体居民对基本医疗卫生服务的可及性。社会医疗保险的筹资主要来自于政府、雇主和个人。卫生服务多数由公立或私营医疗机构提供,多以公立医疗机构为主。人们可以获取的卫生服务分为初级卫生保健、二级和三级卫生保健。目前,初级卫生保健越来越受到各国的普遍关注与重视。医疗保险对医疗服务的购买多实施按病种付费、按服务项目付费、按床日付费以及按人头支付等多种支付方式,针对不同的服务采取不同的支付方式。以捷克为例,医院门诊服务实行基于总额预算的按服务项目付费,住院则实行总额预算下的按病种付费;私人开业中的全科医师则采取按人头付费和服务项目付费相结合的方式。其中,如何提高支付方式的绩效,基于绩效的支付成为当前多数国家改革的方向。

借鉴中东欧国家的成功经验,结合国情,取其精华,弃其弊端,积极采取措施完善我国医疗卫生体系,如在社会医疗保障日趋完善,基本医疗保障、医疗服务公平可及之下,如何进一步改善支付方式,引入基于绩效的支付方式,降低医疗服务中的浪费，成为当前的重要任务之一。同时，如何完善并稳定医疗保障的筹资来源，有效降低居民个人支出比例，继续提高居民就医的可及性，提升人群健康水平，亦不容忽视。

中东欧 16 国、中国的健康指标见表 1-1。

中东欧 16 国、中国的经济和卫生费用相关指标见表 1-2。

表 1-1 中东欧 16 国、中国的健康指标

国家	2013 年人均 GDP（美元）	2013 年期望寿命（岁）	2012 年婴儿死亡率（‰）	2013 年五岁以下儿童死亡率（‰）	2011 年孕产妇死亡率（/10 万）
阿尔巴尼亚	10 296.3	77.4	15.0	14.9	7.3
波黑	9275.6	76.4	5.8	6.6	15.8
保加利亚	15 690.8	73.5	10.5	11.6	25.6
克罗地亚	19 984.1	77.0	4.0	4.5	13.9
捷克	27 840.5	77.7	3.1	3.6	10.3
爱沙尼亚	25 743.9	74.4	2.9	3.4	6.2
匈牙利	22 852.4	74.6	5.3	6.1	15.5
拉脱维亚	21 786.9	72.2	7.6	8.4	12.6
立陶宛	24 343.0	72.1	4.4	4.9	9.7
马其顿	11 577.6	75.2	6.5	6.6	13.9
黑山	14 115.8	74.8	5.5	5.3	15.7
波兰	22 886.4	76.4	4.3	5.2	10.7
罗马尼亚	18 175.2	73.8	10.7	12.0	24.9
塞尔维亚	12 746.3	74.1	5.7	6.6	10.7
斯洛伐克	26 176.3	75.4	6.3	7.2	10.7
斯洛文尼亚	27 559.5	79.6	2.5	2.9	8.5
中国	11 523.5	75.3	12.1	12.7	26.5
全球 P75（P25）水平 *	22 886.4	76.8	8.2	9.5	24.6
全球 P50 水平 *	9275.6	72.1	19.8	23.6	74.7

　* 注：人均 GDP 和期望寿命属于高优指标，中东欧 16 国指标较优，这里列出了 WHO 统计的全球 224 个国家和地区的上四分位数，即 P75 值作为比较；而婴儿死亡率、5 岁以下儿童死亡率和孕产妇死亡率属于低优指标，中东欧 16 国指标较优，这里计算了 WHO 统计的全球 224 个国家和地区的下四分位数，即 P25 值作为比较。

表 1-2 中东欧 16 国、中国的经济和卫生费用相关指标

国家	2012 年卫生总费用占 GDP 比例(%)	2012 年政府卫生支出占政府总支出比例(%)	2012 年卫生总费用中个人支出比例(%)	2012 年卫生总费用中政府支出比例(%)
阿尔巴尼亚	6.0	9.9	52.4	47.6
波黑	9.9	16.6	28.9	71.2
保加利亚	7.4	11.8	43.7	56.3
克罗地亚	6.8	15.1	17.7	82.3
捷克	7.7	14.6	15.2	84.8
爱沙尼亚	5.9	11.7	20.1	79.9
匈牙利	7.8	10.3	36.4	63.6
拉脱维亚	6.0	8.9	43.3	56.7
立陶宛	6.7	12.7	29.2	70.8
马其顿	7.1	13.6	35.9	64.1
黑山	9.1 (2010)	13.6 (2010)	32.8 (2010)	67.2 (2010)
波兰	6.7	11.1	29.9	70.1
罗马尼亚	5.1	11.3	22.3	77.7
塞尔维亚	10.4 (2010)	14.1 (2010)	38.1 (2010)	61.9 (2010)
斯洛伐克	7.8	14.7	29.5	70.5
斯洛文尼亚	8.8	13.1	26.7	73.3
中国	5.4	12.5	44.0	56.0
全球 P75(P25) 水平	8.1 (2010)	13.9 (2010)	27.2 (2010)	72.8 (2010)
全球 P50 水平	5.8 (2010)	9.8 (2010)	44.5 (2010)	55.5 (2010)

　　*注:1. 研究中,将卫生总费用占 GDP 比例、政府卫生支出占政府总支出比例、卫生总费用中政府支出比例三类指标均为高优指标,即越高越好,中东欧 16 国指标较优,这里列出了全球上四分位数,即 P75 值作为比较;而卫生总费用中个人支出比例作为了低优指标,即越低越好。中东欧 16 国指标较低,这里计算了全球下四分位数,即 P25 值作为比较。

　　2. 由于数据来源有限,中东欧部分国家以及全球 P50、P25、P75 的计算采用的是 2010 年的数据,已经在表格中标出。未标出地方均为 2012 年的统计数据。

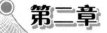

第二章

阿尔巴尼亚

第一节　国家基本情况

阿尔巴尼亚人民共和国成立于 1946 年 1 月 11 日，1976 年改称阿尔巴尼亚社会主义人民共和国。1991 年改国名为阿尔巴尼亚共和国。

位于东南欧巴尔干半岛西部的阿尔巴尼亚，北部和东北部分别与塞尔维亚和黑山及马其顿接壤，南部与希腊为邻，西临亚得里亚海，隔奥特朗托海峡与意大利相望。国土面积约 2.87 万平方公里（2014 年 8 月），全国划分 12 个州，下辖 36 个区。

阿尔巴尼亚为议会制共和国，实行自由、平等、普遍和定期的选举。议会作为国家最高权力机关和立法机构，实行一院制，任期 4 年。总统为国家元首，每届任期 5 年，可连任一届。总统任命总理，并根据总理提名任命政府成员。政府亦称部长会议，任期 4 年。

2013 年，阿尔巴尼亚总人口达 317.3 万人，其中 20.6% 的人口年龄低于 15 岁，60 岁以上人口占 15.3%，人口呈现老龄化趋势。2002～2010 年，人口总数逐年下降，年人口增长率连续 9 年呈现负数，2011 年起人口逐渐回涨，2013 年的年度人口增长率达到了 3.1%。

阿尔巴尼亚曾是欧洲最贫穷的国家之一。近年来，该国的经济持续平稳增长，人民生活水平不断提高，2013 年在世界银行收入分类中跻身中高层次。2013 年阿尔巴尼亚的国内生产总值达 133 亿美元，增长率为 0.7%；同期人均国内生产总值为 4716 美元。作为衡量一国的经济发展程度的另一个重要指标，2013 年其人均国民生产总值达 10 520 美元，2002～2013 年的年增长率为 8.47%。然而，在 16 个中东欧国家中仍处于经济发展相对较为落后的地位。2013 年人均国民生产总值水平仅位列 16 国中第十五的位置。

第二节 国民健康状况

正处于人口转型过程中,阿尔巴尼亚的高出生率逐渐降低,2012 年的出生率为 12.8‰,总和生育率为 1.8;2013 年活产人数为 4.1 万,占总人口的 1.3%,该年的总和生育率为 1.8,与上一年持平。

19 世纪 90 年代,阿尔巴尼亚收入不高、医疗服务极其有限、传染病多次暴发,但其人口预期寿命相对较高。经济和卫生服务等的不断发展又进一步促进了人口期望寿命的逐年增长。2013 年,国民平均期望寿命为 77.4 岁,于中东欧 16 国中的序位高居第三。这可能得益于阿尔巴尼亚的传统饮食中富含水果和蔬菜,从中可以获取大量多种人体必需的营养。

20 世纪 80 年代,阿尔巴尼亚的执政党意识到婴儿死亡率是一个国家社会经济状况的良好指标,于是把降低婴儿死亡率作为优先领域。然而,当时不仅经济贫困状况普遍,而且人们营养不良,医疗服务质量差。直到 20 世纪 90 年代,其婴儿死亡率指标与其他欧洲国家相比仍然很高。

2000 年,5 岁以下儿童死亡率和婴儿死亡率分别曾经高达 26.1‰ 和 25.3‰,近十余年,这两项指标均呈现明显的下降趋势,2012 年阿尔巴尼亚的婴儿死亡率为 15.0‰,2013 年的 5 岁以下儿童死亡率 14.9‰,但是这在中东欧 16 国中仍是最高的(表 2-1)。

表 2-1 2000 ~ 2013 年阿尔巴尼亚 5 岁以下儿童死亡率和婴儿死亡率情况(‰)

年份	5 岁以下儿童死亡率	婴儿死亡率
2000	26.1	25.3
2001	24.8	24.0
2002	23.6	22.9
2003	22.5	21.8
2004	21.4	20.7
2005	20.4	19.8
2006	19.5	18.9
2007	18.7	18.1
2008	17.9	17.4
2009	17.2	16.8
2010	16.5	16.1
2011	15.9	15.6
2012	15.4	15.0
2013	14.9	—

从病因分析来看，2013年5岁以下儿童的死亡病例中，先天性异常和早产导致的死亡分别占到了28%和20%；急性呼吸道感染、损伤和出生窒息也是三项重要因素，分别占到了死亡病例总数的10%、9%和7%。

从孕产妇死亡率来看，2011年阿尔巴尼亚该指标为7.3/10万，在中东欧16国中的序位第二。随着20世纪90年代引进了生殖健康新政策，阿尔巴尼亚孕产妇死亡率从1990年的32.8/10万下降为2000年的11.2/10万，在16个中东欧国家中的排序也从第十一位，上升到了首位。可见，该国在孕产妇保健方面的重视和新政策实施带来了相当积极的影响。

早年的许多孕妇死亡病例都是由于流产。1992～1997年期间，随着流产合法化，流产率急剧增加，每100活产婴儿就有40多次流产。近些年流产率有所下降，原因可能有两个：第一，更多女性能够享受计划生育服务。数据显示，2009年计划生育服务需求未满足率仅为12.9%，避孕套的使用率也达到了69.3%。第二，私营诊所数量增多导致流产数未上报情况增多。孕产妇死亡率下降不仅缘于计划生育服务需求的满足，而且还与产前保健服务利用、剖宫产技术严格控制使用，以及由技术熟练的卫生工作者辅助分娩等因素有着密切关系。2009年，产前检查至少一次和至少四次的覆盖率分别为97.3%和66.8%；剖宫产出生率为18.7%；由技术熟练的卫生工作者辅助分娩率也高达99.3%。

从疾病的发生情况来看，1994年阿尔巴尼亚曾发生过一次严重的霍乱暴发，1996年发生过一次脊髓灰质炎暴发。婴儿和年轻人的感染性疾病、寄生虫疾病和呼吸系统疾病死亡率高，结核病、肝炎和动物疫病患病率也很高，这在一定程度上反映出居住环境不卫生，基本公共卫生工作的开展仍有较大的改善空间。以结核病为例，2013年结核病发病率和患病率分别为18.0/10万和27.0/10万，排位分别列中东欧16国的第六和第七位。2002～2013年两指标的年增长率−2.2%和−1.2%，呈现出明显的下降趋势（表2-2）。

2012年人口死亡率约为6‰。过去10年来，这一指标没有太大的变化，但是死因结构却明显改变。1999年死亡数据表明，阿尔巴尼亚45%的死亡病例死于循环系统疾病，16.6%为癌症，11%为意外和伤害。这3种病因占全部病因的3/4。2012年数据显示，死亡比例远超其他疾病的两项病因是缺血性心脏病（25.4%）和脑卒中（25.2%）；死于气管癌、支气管癌、肺癌及下呼吸道感染的病例均占3.5%；慢性阻塞性肺疾病、胃癌和高血压性心脏病分别占2.8%、2.4%和1.8%。可见，慢性非传染性疾病已成为阿尔巴尼亚的主要死因。

表 2-2 2002～2013 年阿尔巴尼亚结核病发病率和患病率情况（/10 万）

年份	发病率	患病率
2002	23.0	31.0
2003	21.0	29.0
2004	21.0	30.0
2005	20.0	27.0
2006	18.0	25.0
2007	17.0	23.0
2008	17.0	22.0
2009	17.0	24.0
2010	17.0	23.0
2011	17.0	22.0
2012	16.0	21.0
2013	18.0	27.0

第三节　卫生体系概况

1945 年，阿尔巴尼亚制定了一套基于苏维埃"谢马什科"模式（"Semashko" Model）的卫生保健体系，卫生保健可及性得到了提升。1959 年，在地拉那创建了该国的第一家医学院。

尽管在随后几年，阿尔巴尼亚与前苏联断绝了外交关系，但是其卫生政策和规划的许多方面仍延续着"谢马什科"模式，全国 26 个地区都建立了卫生流行病学中心。

20 世纪 60 年代，阿尔巴尼亚建立了一套广泛的初级卫生保健体系，每个村庄配备至少一名助产士，负责产前保健和免疫。

20 世纪 70 年代，卫生体系的重点转移到了医院保健服务上。每个地区都创建了医院，提供基本的住院保健服务，此外还建立了综合诊所，提供专科门诊保健服务。

截至 20 世纪 80 年代，医疗服务在全国每个地区得到普及。医疗服务按项目管理，由中央即国家卫生部统一管理。地区层面上的具体事务则由负责卫生保健的不同理事会，包括医院理事会、专科门诊综合诊所和初级卫生保健中心理事会、卫生和流行病学理事会、牙科理事会和药物学理事会等进行管理。其中，提供三级医疗服务的临床医院及其相关事务由卫生部负责管理。地区管理者接受执政党地区执行委员会的指令，因而，在预算执行和个人管理方面自主权力十分有限。卫生保健机构的负责人主要来自医生队伍，由卫生部统一任命，主要负责执行上级命令，致力于改善服务现状的权利十分有限，比如重新分配工作人员等。然而，除非违反规定而遭辞退，否则卫生部无权干涉负责人的日常行为。

此时的卫生保健体系可谓问题重重。医疗服务质量差，几乎没有继续医学教育，医院工作人员收入低，机构臃肿不堪，等等。没有管理培训，没有操作指南，没有绩效考核，没有激励举措、已成为卫生保健体系的严重威胁，进行科学研究与发展更是无从谈起。居高不下的婴儿死亡率和感染性疾病暴发，凸显了该时代卫生保健体系的诸多问题。

20世纪90年代的几场国内动乱，进一步揭示了卫生体系在应对危机时管理和沟通能力薄弱的现实。共产党政权瓦解之后，包括卫生保健服务在内的政府公共卫生服务经历了数次倒退。1991年和1992年发生的政治动荡以及暴力事件，导致几乎1/4的城市卫生院和2/3的乡镇卫生所遭到严重破坏。1997年初的暴力事件不仅破坏了地区医院、卫生院和公共卫生机构，大范围的掠夺药物和设备更导致了大部分医院提供的卫生保健服务仅限于急诊服务，大约30%的医务工作者被迫放弃职业。不仅免疫服务项目遭受了严重影响，疾病监控等项目更一度被迫停止。

1998年底，派系斗争结束，阿尔巴尼亚卫生保健体系逐渐开始恢复。然而，科索沃危机期间，阿尔巴尼亚的卫生体系又一次面临巨大的挑战。经过艰苦卓绝的努力和国际人道主义机构的大力支持，阿尔巴尼亚卫生体系成功应对了科索沃难民危机。然而，本就脆弱的基础设施在危机中进一步受到损害。应对危机不仅消耗了阿尔巴尼亚大量的医疗资源，更是拖延了原本就举步维艰的改革进程。

第四节　卫生资源配置

第二次世界大战以前，阿尔巴尼亚只有几家由宗教团体经营的私人医院和机构，医生非常少，大部分在国外接受培训。1932年整个国家只有111名医生，39名牙医，85名药剂师和24名助产士。1959年，地拉那创建了全国第一家医学院并开始培训相关医务人员，同时还有不少医学专家前往前苏联和其他东欧国家接受培训。大半个世纪过后，2009年的阿尔巴尼亚医生数达到了 3685 人，每万人拥有医生数为 11.5 人；护理和助产人员数共计 12 455 人，平均每万人拥有 39.0 人。

2012 年，阿尔巴尼亚卫生总费用占 GDP 的比例为 6.0%，位列中东欧 16 国的第十三位。20 世纪 80 年代，由于卫生保健体系总体筹资不足，阿尔巴尼亚的医学技术水平仍然很低，医疗设备过时。持续到 1995 年，阿尔巴尼亚的卫生总费用仅占 GDP 的 2.6%。2000 年该比值为 6.4%，首次突破 6%。截至 2012 年，该指标变化相对稳定，均保持在 6.0%～7.0% 之间（表 2-3）。

2012 年，政府卫生支出占政府总支出的 9.9%，是除拉脱维亚外的 15 个国家中最低的。2004 年该比例曾经超过了 9%，2007～2010 年间，出现下降趋势，但仍然控制在 8.5% 左右，2011 年和 2012 年该指标有所增长，基本达到 9.9%（表 2-3）。

广义政府支出与个人支出是卫生总费用两大构成部分。据 WHO 数据报道，2012 年广义政府支出占卫生总费用的比例为 47.6%，是中东欧 16 国中最低的。2002 年该指标仅为 34.8%。数十年来，政府支出的比例逐年增长，年均增长率为 2.9%。虽然政府对卫生事业发展提高了重视，但政府投入依然不足。相应地，卫生总费用中的个人支出比例从 2002 年的 65.2% 下降到了 2012 年的 52.4%，年均增长率为 −2.2%，但该比例依然是中东欧 16 国中最高的，如表 2-3 所示。

表 2-3　2002～2012 年阿尔巴尼亚卫生总费用相关指标（%）

年份	卫生总费用占 GDP 的比例	政府卫生支出占政府总支出比例	卫生总费用中政府支出比例	卫生总费用中个人支出比例
2002	6.5	7.2	34.8	65.2
2003	6.2	7.8	35.9	64.1
2004	6.5	9.2	42.0	58.0
2005	6.3	9.7	44.3	55.8
2006	6.0	9.0	43.9	56.1
2007	6.4	8.9	40.8	59.2
2008	6.1	8.4	43.7	56.3
2009	6.0	8.5	47.1	52.9
2010	6.5	8.5	45.4	54.6
2011	6.0	9.9	47.9	52.1
2012	6.0	9.9	47.6	52.4

第五节 小 结

阿尔巴尼亚的经济发展相对较为落后，在16个中东欧国家中是经济最不发达的国家之一。该国的卫生体系在不断的发展历程中，建立了包含初级、二级和三级卫生保健的卫生服务体系，并不断提高了卫生保健可及性，增强了各级服务的普及度。然而，该体系并未承受住国内动乱和战争的打击，包括卫生保健服务在内的政府公共卫生服务都经历了数次倒退。阿尔巴尼亚原本落后、发展缓慢的卫生体系遭遇了改革的多重阻挠和拖延，导致其国家对卫生领域的支持和投入，以及国民健康水平，都与众多中东欧国家之间存在明显的差距。卫生总费用占GDP比例、政府财政支出占政府总支出比例低、卫生总费用中政府支出的比例低、个人卫生支出比例高等均导致卫生筹资中居民个人的筹资压力增大，就医经济负担重。

早年经济贫困，医疗服务质量差等均给国民健康状况的改善带来了巨大阻力，现今国民健康现状仍然有非常大的改善空间。

第三章

波 黑

第一节 国家基本情况

波斯尼亚和黑塞哥维那，简称波黑。1945年，南斯拉夫联邦人民共和国成立（1963年改称南斯拉夫社会主义联邦共和国），波黑成为其中的一个共和国。1992年3月，波黑就国家是否独立举行全民公决。此后，波黑三族间爆发了历时三年半的波斯尼亚战争（又称波黑战争）。1992年5月22日，波黑加入联合国。1995年11月21日，在美国主持下，南斯拉夫联盟共和国塞尔维亚共和国、克罗地亚共和国和波黑共和国的三国总统签署代顿波黑和平协议，波黑战争至此结束。

波黑位于巴尔干半岛中西部，南、西、北三面与克罗地亚毗连，东与塞尔维亚、黑山为邻。大部分地区位于迪纳拉高原和萨瓦河流域，国土面积共计5.12万平方公里（2014年3月）。波黑由波黑联邦和塞族共和国两个实体组成，波黑联邦下设10个州，塞族共和国下设7个区；1999年，设立布尔奇科特区，直属国家。

1995年11月，波黑根据代顿协议制定宪法。宪法规定：波黑正式名称为"波斯尼亚和黑塞哥维那"；波什尼亚克族、塞尔维亚族和克罗地亚族三个民族为主体民族；波黑设三人主席团，由三个主体民族代表各一人组成，主席团成员分别由两个实体直接选举产生。议会由代表院和民族院组成，任期4年。波黑政府称部长会议，由部长会议主席和部长组成，任期4年。

1992年5月22日，波黑加入联合国。此后波黑将加入欧盟和北约作为外交的中心任务，重点发展与美国、欧盟关系，致力于睦邻修边，加强区域合作。截至2013年5月，共有163个国家同波黑建交。

据WHO统计，2013年波黑人口总数达383万，其中15岁以下青少年占总人口的15.8%，60岁以上老年人口占20.9%。波黑战争结束后官方尚未进行人口统计,长达数年的人口数据都是估算而来。

1992年爆发战争后,战争给波黑的经济带来严重破坏,几近崩溃,人民生活水平急剧下降,食品和医药用品匮乏。1995年代顿波黑和平协议签署后,在国际社会援助下,波黑经济恢复取得一定进展,人民生活有所改善。2011年国内生产总值约合170亿美元,人均国内生产总值约4426美元,实际增长率1.3%。2013年世界银行收入分类中波黑跻身中高层次,该年人均国民生产总值9820美元,人均净月工资约合557美元。

第二节 国民健康状况

2012年,波黑人口出生率为8.8‰,总和生育率为1.3;2013年活产人数为约3.4万,占总人口的0.9%,该年的总和生育率为1.3,与上一年基本保持不变。

2002~2013年,波黑人口总数逐年下降,并且年龄结构也发生了明显变化,15岁以下青少年人口比例逐年下降,年均下降率为2.0%;相反,60岁以上人口比例则是逐年上升,年均增长率为1.7%(表3-1)。可见波黑的人口老龄化进程不断深化。

表3-1 2002~2013年波黑人口总数、15岁以下及60岁以上人口比例

年份	人口总数(千)	15岁以下人口比例(%)	60岁以上人口比例(%)
2002	3898	19.7	17.3
2003	3896	19.4	17.7
2004	3887	19.1	18.1
2005	3880	18.9	18.4
2006	3875	18.7	18.7
2007	3869	18.4	19.0
2008	3861	18.1	19.3
2009	3853	17.8	19.5
2010	3846	17.4	19.8
2011	3839	16.9	20.2
2012	3834	16.4	20.5
2013	3829	15.8	20.9

2013年波黑的平均期望寿命是76.4岁,在中东欧16国中的序位并列第五。与同样从原南斯拉夫社会主义联邦共和国独立出来的另外4个国家相比,波黑2013年的期望寿命明显高于塞尔维亚(74.1岁)和马其顿(75.2岁),

略低于克罗地亚(77.0岁),但是相比于斯洛文尼亚(79.6岁),则少了将近3岁。相较2000年的74.9岁,2013年的期望寿命延长了1.5年,年增长率约0.2%。

波黑2013年5岁以下儿童死亡率为6.6‰,2012年婴儿死亡率为5.8‰。在中东欧16国中,分别处于第九和第十的序位(从低到高排位)。与2000年相比,分别下降了约28.3%和34.1%,如表3-2所示。

2013年5岁以下儿童的死亡病例的病因分析显示,致死病因中所占比例最高的是早产和先天性异常,分别为31%和29%;出生窒息、急性呼吸道感染、新生儿脓毒症和损伤也是4个重要因素,死于上述病因的人数分别占到了死亡病例总数的10%、6%、5%和4%。

表3-2 2000~2013年波黑5岁以下儿童死亡率和婴儿死亡率情况(‰)

年份	5岁以下儿童死亡率	婴儿死亡率
2000	9.2	8.8
2001	8.6	8.4
2002	8.3	8.0
2003	8.2	7.9
2004	8.2	7.8
2005	8.2	7.7
2006	8.2	7.6
2007	8.2	7.5
2008	8.1	7.2
2009	7.8	6.8
2010	7.5	6.5
2011	7.2	6.0
2012	6.9	5.8
2013	6.6	—

2011年,波黑的孕产妇死亡率为15.8/10万。从纵向变化趋势来看,该指标从1990年27.8/10万下降为2000年的20.3/10万,到2011年持续下降。孕产妇死亡率的显著下降得益于产前保健服务的利用,以及技术熟练的卫生工作者辅助分娩率的提高。2010年波黑由技术熟练的卫生工作者辅助分娩率高达99.9%。虽然孕产妇死亡率指标数值持续下降,但由于下降速度相对过缓,导致在16国中的排序持续下降,从1990的第九位下降为2000年的第十一位,到2011年则降为第十四位。

波黑战争爆发以来,许多地区传染病监控陷于瘫痪。波黑当局认识到疾病监控在处理传染病暴发中的重要性，于是在世界卫生组织的帮助下，重建了疾病报告系统，加强了传染病的预防与控制。以结核病发病率为例来看传染病防治情况。2002 年波黑的结核病发病率为 85.0/10 万，患病率为 129.0/10万。此后发病率和患病率均逐年下降，2013 年结核病发病率和患病率分别为46/10 万和 69/10 万。在中东欧 15 国中，该两项指标序位分别为第十三和第十四位（表 3-3）。

表 3-3　2002～2013 年波黑结核病发病率和患病率情况（/10 万）

年份	发病率	患病率
2002	85.0	129.0
2003	80.0	121.0
2004	75.0	114.0
2005	73.0	110.0
2006	71.0	107.0
2007	68.0	103.0
2008	65.0	98.0
2009	62.0	93.0
2010	58.0	88.0
2011	54.0	82.0
2012	50.0	76.0
2013	46.0	69.0

2013 年，波黑的人口死亡率为 10.5‰。2012 年的死亡数据分析显示，死亡人口数远超其他疾病的两大病因是脑卒中（25.0%）和缺血性心脏病（25.0%）；死于气管癌、支气管癌与肺癌的占 4.9%；慢性阻塞性肺疾病占 4.1%；糖尿病的死亡病例占 3.0%；死因为结肠癌及直肠癌和肝硬化的分别占 2.1%和 2.0%。

第三节　卫生资源配置

2009 年的波黑拥有医生总数达 6443 人，护理和助产人员数 19 825 人，牙医 685 人；每万人拥有护理和助产人员数为 50.4 人；医生数为 16.4 人。

2012 年卫生总费用占 GDP 比例为 9.9%，在中东欧 16 国中排位高居第二。从卫生总筹资的历史变化趋势来看，从 2000 年的 7.0% 到 2012 年的9.9%，一直呈现出不断增长的趋势，增加了近 3 个百分点（表 3-4）。

从政府筹资力度来看,2012 年政府卫生支出占政府总支出的比例为 16.6%,在中东欧 16 国中属于最高的。自 2000 年以来的 12 年内,呈现出小幅波动的总体增长趋势,在 2000 年 11.4% 的基础上增长了 5.2 个百分点(表 3-4)。

从个人费用负担来看,2012 年波黑的卫生总费用中个人支出比例为 28.9%,在中东欧 16 国中位于前六位。当然,波黑的个人卫生支出比例也并不是从一开始就是如此的比例,2000 年该比例曾经达 42.2%,之后逐步下降,2003 年达到了 31.3%,2004 年又突然增至 42.8%。此后才呈现出逐年的下降,自 2009 年开始出现低于 30% 的趋势(表 3-4)。

相反,卫生总费用中政府支出比例呈现出截然相反的趋势,从 2000 年的 57.6%,增长至 2003 年达 68.6%,2005 年该指标最低下降至 57.3%,此后从 2011 年开始逐年增长,2012 年达到了 71.2%(表 3-4)。

表 3-4　2000~2012 年波黑卫生总费用相关指标(%)

年份	卫生总费用占 GDP 的比例	政府卫生支出占政府总支出比例	卫生总费用中政府支出比例	卫生总费用中个人支出比例
2000	7.0	11.4	57.6	42.4
2001	7.2	9.4	60.7	39.3
2002	7.1	10.6	62.5	37.5
2003	8.0	14.0	68.6	31.4
2004	9.0	13.5	57.2	42.8
2005	8.7	12.7	57.3	42.7
2006	8.5	12.3	60.1	39.9
2007	8.6	13.3	63.7	36.3
2008	8.8	14.1	67.7	32.3
2009	9.9	15.8	70.6	29.4
2010	9.8	16.8	70.9	29.1
2011	9.9	16.6	71.3	28.7
2012	9.9	16.6	71.2	28.9

第四节　小　结

波黑可谓是 16 个中东欧国家中经济最落后的几个国家之一。得益于国家对卫生事业发展的重视和支持,卫生总费用占 GDP 比例和政府卫生支出占政府总支出的比例处于中东欧 16 国的领先水平。除了提升卫生总体筹资水平,政府还尽力地降低了卫生总费用中个人支出的比例来减少居民的经济负担。然而,波黑战争对国民健康状况的不利影响依然存在,尤其是对传染病的影响最为严重。尽管国民平均期望寿命相对理想,但婴幼儿护理和孕产妇保健却依然落后于众多国家,亟须国家采取措施重点加以改善。

第四章

保加利亚

第一节 国家基本情况

1944年9月9日保加利亚以共产党和农民联盟为主体的祖国阵线政府成立并宣布保加利亚为人民共和国。此后保加利亚共产党和农民联盟长期处于执政地位。1989年政权更迭，改行多党议会民主制。1990年2月27日，保加利亚将摆脱奥斯曼帝国统治纪念日3月3日定为国庆日。同年11月15日，改国名为保加利亚共和国。

保加利亚位于东南欧的巴尔干半岛东部，北与罗马尼亚隔多瑙河相望，西与塞尔维亚、马其顿相邻，南与希腊和土耳其接壤，东临黑海；占地面积大约11.1万平方公里(2015年3月)。全国共有28个大区和265个市。

保加利亚是一个多党制自由选举的议会代表民主共和国，议会又称国民议会，议长又称国民议会主席。根据1991年通过的宪法，议会行使立法权和监督权，并有对内政外交等重大问题做出决定的权力。保加利亚的议会实行一院制，共240个议席，按照比例制，通过民选产生，任期4年。

保加利亚于2004年3月加入北约，2007年1月加入欧盟。政府在优先发展与欧美关系的同时，积极参与地区合作，注重睦邻友好，开展多元外交，致力于加入申根区。

2013年保加利亚人口总数为722.3万，其中15岁以下青少年占13.7%，60岁以上的老年人口比例26.4%。2002～2013年期间，人口总数逐年减少，11年间人口总数减少了约64.7万，年均下降率达到了0.8%。

在共产主义时代之前，保加利亚是一个由众多乡村地主组成的农业大国。20世纪80年代末其经济开始衰退。1989年剧变前，保加利亚国民收入的90%靠进出口贸易来实现，进出口主要依赖于前经互会国家。1989年后保加利亚开始向市场经济过渡，发展包括私有制在内的多种所有制经济，优先发展农业、轻工业、旅游和服务业。至 2004 年底,大部分国有资产已完成私有化。2001~2008 年经济增长平均保持在 5% 以上。2009 年以来受金融危机影响有所衰退,2010 年经济逐步企稳回升。2013 年国内生产总值 431.6 亿美元,同比增长 0.9%,人均国内生产总值 5935 美元,人均国民生产总值 15 200美元,中东欧 16 国中排位十一位。

第二节　国民健康状况

2012 年保加利亚的出生率 9.6‰,总和生育率为 1.5;2013 年活产人数为6.9 万,约占总人口的 1.0%,该年的总和生育率为 1.5,与 2012 年基本保持不变。在过去的 20 年里,该国人口发展特征包括总人口数下降、低出生率和低生育率。自 2000 年以来,稳定的社会局势以及 2005 年以来的经济高涨是出生率略有增加的重要因素。

2013 年,保加利亚人口平均期望寿命为 73.5 岁。在中东欧 16 国中,该健康指标排位为第十四。纵向来看,2000 年以来,期望寿命呈现逐年增长的趋势,从 2000 年的 71.6 岁到 2013 年增长了近 2 岁,虽然 2008~2013 年基本保持不变。

2013 年,保加利亚的 5 岁以下儿童死亡率下降至 11.6‰,2012 年的婴儿死亡率为 10.5‰(表 4-1),在 16 个中东欧国家中均排位于第十四的位置。在过去的 10 年里,保加利亚婴儿死亡率和 5 岁以下儿童死亡率每年下降 5%左右。

2013 年死因分析显示,5 岁以下儿童死亡中,所占比例最高的是先天性异常和早产,分别为 27% 和 25%;急性呼吸道感染、出生窒息和损伤也是重要因素,分别占到了死亡病例总数的 13%、11% 和 4%。

2011 年保加利亚的孕产妇死亡率为 25.6/10 万,在中东欧 16 国中是最高的。1990 年孕产妇死亡率为 34.5/10 万,排在 16 国中的第十三位;2000 年该指标有所增长,达到 44.2/10 万,是 16 国中最高的。2000 年以来该指标呈现出不断下降的趋势。由技术熟练的卫生工作者辅助分娩有助于降低孕产妇死亡,2006 年,该国由技术熟练的卫生工作者辅助分娩率已高达 99.4%。

以结核病为例来看保加利亚的传染性疾病的发病情况。2013 年结核病发病率和患病率指标分别为 29.0/10 万和 37.0/10 万;在中东欧 16 国中,两指标均排在第十二位。从纵向年份来看,两指标 2002~2013 年间年均下降率分别为 5.8% 和 6.9%(表 4-2)。

表 4-1 2000~2013 年保加利亚 5 岁以下儿童死亡率和婴儿死亡率情况(‰)

年份	5 岁以下儿童死亡率	婴儿死亡率
2000	21.1	17.9
2001	20.1	17.1
2002	19.1	16.3
2003	18.1	15.5
2004	17.0	14.6
2005	15.9	13.6
2006	15.0	12.9
2007	14.3	12.3
2008	13.7	11.8
2009	13.3	11.5
2010	13.0	11.3
2011	12.6	10.9
2012	12.1	10.5
2013	11.6	—

表 4-2 2002~2013 年保加利亚结核病发病率和患病率情况(/10 万)

年份	发病率	患病率
2002	56.0	81.0
2003	56.0	80.0
2004	55.0	79.0
2005	54.0	77.0
2006	51.0	73.0
2007	48.0	67.0
2008	45.0	60.0
2009	41.0	54.0
2010	38.0	47.0
2011	34.0	42.0
2012	32.0	39.0
2013	29.0	37.0

　　保加利亚 2013 年的人口死亡率为 14.6‰。2003 年以来,人口死亡率变化不大。2009 年的死因构成揭示了循环系统疾病、恶性肿瘤以及呼吸系统疾病是保加利亚的三项主要死因。2012 年的死因构成分析显示,占据比例最大的是缺血性心脏病(27.8%)和脑卒中(23.8%),且远超其他疾病;其次,占据比

例较大的是高血压性心脏病（4.8%）和慢性阻塞性肺疾病（4.1%）；死于气管癌、支气管癌、肺癌的占 3.4%；死于结肠及直肠癌的占 2.6%。不难看出，心血管疾病和呼吸系统疾病引起的病患死亡所占比例已超过了 60%。

第三节　卫生体系概况

自 1989 年以来，保加利亚医疗改革历经了三个阶段。第一阶段（1989～1996 年）的改革打破了卫生系统的国家垄断，建立了分散的卫生行政管理体系，引入了新兴概念——健康保险系统；第二阶段（1997～2001 年）的改革中通过了具有里程碑意义的医疗保险法律，并引入了新的医疗保险体系；第三阶段（2002 年至今）改革确立了医疗改革的立法基础，包括新法律的创立和现有法规的修改和完善。

提高社会医疗保险的覆盖率，同时确保保险资金的稳定性（主要是通过将医疗保险的缴费水平从占个人月收入的 6% 提高到 8%）是 2002 年以来改革的主要方向。然而这些举措并未带来预期的结果，反而导致 20 世纪 90 年代改革进程开始时设定的目标，如在基于民主和市场原则的情况下，改善人口健康，建立符合人口健康需求的卫生系统均被架空。

在保加利亚，国家卫生政策的制定，医疗体系的整体组织和运作，以及所有公共卫生相关部门间的协调主要由卫生部负责。卫生部还负责规划并确保医疗体系的人力资源、医学科学的发展，以及收集并保存关于人口健康状态和国家医疗账目的数据。

保加利亚医疗体系于 1998 年改良为兼有强制性和自愿性医疗保险的医疗保险体系，被保险个体、医疗保健服务提供者和第三方付款人是保险体系中的关键利益方。保险的承保方包含国家医疗保险基金、社会医疗保险体系中的单一付款人、以及自愿性医疗保险公司。被保险个体的诊断、治疗、康复服务以及药物等均在保险的覆盖范围中，由保险的承保方直接负责支付。公共卫生服务、公共医疗服务、急救保健、移植、输血、结核病治疗以及住院患者的心理健康保健服务，还有国家紧急医疗中心、国家精神病医院，以及医疗和社会保健儿童之家提供的服务等方面则由卫生部直接负责支付与资助。依据提供的服务可预估服务费，兼顾人口平均基础费用后，便可大致确定医疗提供者的收入。

公私混合的医疗保健筹资体系是保加利亚卫生体系一个特点。强制性医疗保险费、税收、现金支付款项、自愿性医疗保险费用、公司支付、捐款以及外部筹资是医疗保健的主要资金来源。随着医疗总体筹资结构的演变，公共筹资比例明显高出私人筹资。2008 年，医疗总体筹资中 36.5% 为现金支付，34.8% 来自于社会医疗保险，13.6% 由卫生部提供，还包括 9.4% 的市政当局支出以及 0.3% 的自愿性医疗保险支出。

国家医疗保险基金是医疗服务相关支付的主要承担者。医疗保险基金与医生、牙医等专业协会签署的国家框架合同是国家医疗保险基金和服务提供者之间关系的基础，并对强制性医疗保险制度的格式和操作程序进行了明确规定。依据国家框架合同的规定，提供医疗服务的相关医务人员与国家医疗保险基金的地区分会之间还需签订个人合同。除了国家医疗保险基金外，公民还可以自由购买其他不同的保险，如社会医疗保险等。社会医疗保险费用按参保人月收入的 8% 计算，由参保人、其雇主或国家支付。

私人医疗支出包括家庭现金支付、自愿补充医疗保险保费，以及支付给非营利机构和商业机构的相关费用。家庭现金支付总支付中的相当一部分为卫生部门中的非正式支出。自愿性补充医疗保险可以重复覆盖包含在国家医疗保险基金内的基本服务，由营利性股份制公司提供，购买者和提供方之间的组织关系基于整合报销模式。2010 年的统计显示，仅不足 3% 的人群购买了自愿性医疗保险。

保加利亚有 4 所医科大学和 2 所综合大学的医学院可提供医学教育，有 10 所专业医学院校可以培训辅助医疗人员。医疗服务专业技能标准由卫生部决定，医务人员必须通过国家考试委员会组织的全国考试以取得执业资格。继续教育由医学专业协会依照卫生法组织和认证。

医疗服务由不同的公立或私营医疗保健提供者提供，国家公共医疗服务则由国家提供，并由卫生部组织和监督。公立机构则包括全部的大学医院和国家水平的医学中心、专科医院、紧急医疗保健中心、精神病院、输血和透析中心，以及超过半数的地区医院。提供所有初级保健、牙科、大多数的门诊保健和部分住院服务，以及药品的多属私营机构。

依据医疗保健机构法案的规定，提供门诊和住院医疗保健服务的机构之间也存在区别。非住院医疗保健服务主要由专科门诊机构提供，他们多属自治的医疗机构，其中大部分与国民健康保险基金有合同关系。住院医疗保健服务主要由公共和私营医院组成的网络提供，可分为综合性医院和专科医院。当然，还有其他可提供住院医疗服务的机构，如癌症综合中心、皮肤病 - 性病医院、济贫院等。

初级保健服务提供中，全科医生是中心人物，他们充当着看门人的角色。

在保加利亚,全科医生的数量一直在缓慢下降,地理分布也并不能反映人口的需要。

居民心理保健服务机构包括专业精神病院、精神卫生中心、多科室医院的精神科病房,以及有社会精神障碍患者的家庭。2001 年发起的精神卫生保健改革,旨在提高门诊和社区提供的心理保健服务的质量和优先发展社会环境中的家庭照顾。

提供急诊医疗服务的核心单位主要包括区域紧急医疗中心和医院的急诊病房。全科医生也可以提供急诊医疗服务,但该领域中医务人员的短缺和医疗设备匮乏的问题仍然存在。

保加利亚有着相对较高的住院率,这反映了非住院服务利用的不充分,以及缺乏不同级别医疗保健的协调与整合。实践中,无论是基于社区的服务还是专业医院的住院护理,长期护理的发展普遍不足。急诊床位过度供应与长期护理和康复服务供不应求并存的现象十分突出。

保加利亚的医疗状况改善情况一直不容乐观,居民和医护人员对医疗保健体系的满意度并不高。引入医疗保险模式以来,国家卫生支出增加了将近3 倍,但是该体系仍然缺乏财政来源,财政支持不足,财政负担分配不均的问题依然存在。此外,如何实现医疗保健体系的公平性问题仍是一项挑战。

第四节　卫生资源配置

保加利亚医务技术人员职业流失的问题严重,其中医学技术专家流失国外更是成为一个严峻的挑战。在 2010 年的前 9 个月,超过约 340 名医生和500 名护士离开本国。2009 年保加利亚共有医师 27 988 人,牙医 6493 人,护理和助产人员 35 250 人;平均每万人拥有护理和助产人员数为 47.0 人,医师37.3 人,牙医 8.7 人。

2012 年,保加利亚的卫生总费用占 GDP 的比例为 7.4%。在中东欧 16 国处于第八的序位。纵向年份变化来看,2000～2012 年间,除了 2000 年、2006年和 2007 年所占比例小于 7% 外,分别为 6.2%、6.9% 和 6.8%,其余年份均大于 7%。2000～2012 年的年均增长率约为 1.4%(表 4-3)。

政府筹资力度方面,2012 年政府卫生支出占政府总支出的比例为 11.8%,在中东欧 16 国中仅位列第十。自 2000 年以来的 12 年内,呈现出波动的总体增长趋势,在 2000 年 9.8% 的基础上增长了 2.0 个百分点(表 4-3)。

2012 年,保加利亚卫生总费用中的个人支出比例达到了 43.7%。在中东欧 16 国中是第二高的,是 7 个个人支出比例超出 30% 的国家之一。纵向来看,2000～2012 年间,该指标起伏变动但整体呈现增加趋势,共计增长了 4.6 个百分点(表 4-3)。

相反,卫生总费用中政府支出比例 2013 年达到了 56.3%,2000～2012 年间在 55.3%～62.1% 之间波动,详见表 4-3。

表 4-3　2000～2012 年保加利亚卫生总费用相关指标(%)

年份	卫生总费用占GDP 的比例	政府卫生支出占政府总支出比例	卫生总费用中政府支出比例	卫生总费用中个人支出比例
2000	6.2	9.8	60.9	39.1
2001	7.4	9.8	58.4	41.6
2002	7.6	11.7	61.3	38.7
2003	7.6	12.0	62.1	37.9
2004	7.3	11.5	60.7	39.2
2005	7.3	11.9	60.9	39.1
2006	6.9	11.4	57.0	43.0
2007	6.9	10.1	58.2	41.8
2008	7.0	10.6	58.5	41.5
2009	7.2	9.7	55.4	44.6
2010	7.6	11.3	55.7	44.3
2011	7.3	11.3	55.3	44.7
2012	7.4	11.8	56.3	43.7

第五节　小　　结

保加利亚是中东欧 16 国中经济发展处于中下水平的国家。从反映国民健康的多项指标中均可见该国的国民健康状况与其他国家之间存在明显差距。国家卫生费用的支出有限,政府筹资力度欠缺,均导致了该国个人卫生费用不合理增加。

提高兼有强制性和自愿性的医疗保险体系的覆盖率,一直是保加利亚卫生体制的努力方向。公私混合的医疗保健筹资体系中,强制性医疗保险费、国家税收、个人现金支付、工资缴费等均为医疗保健筹资的主要来源。随着医疗总体筹资结构的演变,公共筹资比例明显高出私人筹资。除了国家公共医疗服务仅由国家公立机构提供外,包括初级医疗保健和专业医疗保健等多类型的医疗服务则由公立或私营医疗保健提供者共同负责。在保加利亚,不仅提供门诊和住院医疗保健服务的机构之间存在明显区别,而且不同服务类别也由不同的部门或机构负责费用的支付。

在社会发展和医疗状况改善不足的现状之下,保加利亚面对的主要挑战之一是要赶上更加发达的中东欧,积极改善人口健康。非住院服务利用的不充分,以及缺乏不同级别医疗保健的协调与整合导致了相对较高的住院率,由此延伸出的急诊床位闲置与长期住院医疗、康复护理供不应求并存的突出问题也成为保加利亚面对的一大难题。

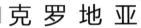

第五章 克罗地亚

第一节 国家基本情况

1963年，克罗地亚成为南斯拉夫社会主义联邦共和国的六个共和国之一。1991年6月25日，克罗地亚议会通过决议，宣布脱离南斯拉夫社会主义联邦共和国独立。1991至1996年长达5年的战争，之后克罗地亚正式宣布独立。目前，全国设20个省和1个省级直辖市，下辖127个市和429个区。

克罗地亚位于欧洲中南部，巴尔干半岛的西北部，地处中欧和地中海之间。西北和北部分别与斯洛文尼亚和匈牙利接壤，东部和东南部与塞尔维亚、波斯尼亚和黑塞哥维那、黑山为邻，南濒亚得里亚海，岛屿众多，海岸线曲折，全长5835公里。克罗地亚国土面积56594平方公里（2014年8月），地处重要位置。从西欧到爱琴海和土耳其海峡的主要国际陆运交通路线都经过该国，紧邻亚得里亚海——地中海最北部的海湾，这更加凸显了其地理位置的重要性。

1990年12月22日，宪法确定克罗地亚政治体系为议会民主制。议会是国家最高权力机构，议员通过直选产生，任期4年；政府是国家权力执行机构；国家设有宪法法院和最高法院等作为司法机构。

克罗地亚积极与国际组织建立密切联系，并取得了快速进展。作为欧洲理事会和联合国及其专业机构的成员，克罗地亚于1993年加入世界银行，2000年加入和平伙伴关系计划（PFP）、北大西洋公约组织（NATO）和世界贸易组织（WTO）。2005年10月，克罗地亚开始争取加入欧盟，2013年7月1日，克罗地亚正式进入欧盟。

WHO统计数据显示，2013年克罗地亚的人口总数达429万，其中15岁以下人口数和60岁以上人口数分别占14.8%和25.1%。2002～2013年，人口总数逐年下降,人口年增长率连续 12 年呈现负数。与此同时,15 岁以下人口比例逐年下降,年增长率达 -1.1%,60 岁以上人口比例则逐年增长,年增长率 1.3%。人口老龄化趋势日益严重。

南斯拉夫联盟解体之前,克罗地亚是继斯洛文尼亚之后经济最繁荣、工业化水平最高的共和国,人均产量超过南斯拉夫平均水平的 1/3。1991～1996 年长达 5 年的独立战争期间,经济进入衰退期。1993 年,国民生产总值(GNP)仅是战前水平的 68%,同时还伴随着严重的通货膨胀。但是,克罗地亚仍集中精力进行经济和相关结构的改革。经济改革重点在于重新建立市场经济结构,包括解除管制、在公共领域引导必要的私营化趋势、国际贸易自由化等。作为前南斯拉夫地区经济较为发达的国家,克罗地亚的旅游、建筑、造船和制药等产业发展水平均较高。2013 年,该国的国内生产总值达 575.2 亿美元,人均国内生产总值 13 500 美元。作为衡量一国的经济实力和人民富裕程度的一个重要指标,2013 年克罗地亚的人均国民生产总值达 20 370 美元,位列该指标中东欧 16 国排序的第九;2002～2013 年的年增长率为 4.6%。

第二节 国民健康状况

2012 年克罗地亚的出生率为 9.5‰,总和生育率为 1.5;2013 年活产人数约 4.1 万,占总人口的 1.0%,该年的总和生育率为 1.5,与上一年持平。

克罗地亚的社会经济发展水平较高,对期望寿命的延长起到了一定的促进作用。2013 年总人口平均期望寿命达到了 77.0 岁,在中东欧 16 国中位列第四,其中,男性 74.0 岁,女性 80.0 岁。2004 年,克罗地亚平均期望寿命为 75.7 岁,男性 71.1 岁,女性 79.0 岁,2004 年后人口期望寿命逐年增长。尽管克罗地亚的期望寿命在中东欧众多国家中排名靠前,但这一数字仍低于同年西欧国家的平均水平。

从婴儿和儿童死亡情况来看,2012 年的婴儿死亡率为 4.0‰,2013 年的 5 岁以下儿童死亡率为 4.5‰。2000 年时两指标分别为 7.2‰ 和 8.3‰,2000～2013 年,均呈现出持续下降的趋势,详细见表 5-1。

从 5 岁以下儿童死亡病例的病因分析来看,2013 年占死亡比例最高的是先天性异常和早产,分别达到了 27% 和 16%;出生窒息、新生儿脓毒症、损伤和急性呼吸道感染也是 4 项重要因素,分别占到了死亡病例总数的 7%、4%、3% 和 2%。

表5-1 2000～2013年克罗地亚5岁以下儿童死亡率和婴儿死亡率情况（‰）

年份	5岁以下儿童死亡率	婴儿死亡率
2000	8.3	7.2
2001	8.0	6.9
2002	7.7	6.6
2003	7.4	6.4
2004	7.1	6.1
2005	6.8	5.8
2006	6.5	5.6
2007	6.2	5.3
2008	5.9	5.1
2009	5.6	4.7
2010	5.3	4.4
2011	5.0	4.2
2012	4.7	4.0
2013	4.5	—

从孕产妇死亡率来看，从1990年15.3/10万上升至2000年的16.7/10万，到2011年，该指标下降为13.9/10万。2000～2011年期间的年增长率为-1.7%。虽然克罗地亚孕产妇死亡率呈现持续下降趋势，但是下降幅度略低于中东欧其他国家。因而，在中东欧16国该指标的排序上，克罗地亚的排序却是一路下滑，从1990年的排名第一，下降为2000年的第七，2011年排位继续下降至第十位。当然孕产妇死亡率下降不仅得益于产前保健服务的利用，由技术熟练的卫生工作者辅助分娩也是重要的影响因素。2010年，由技术熟练的卫生工作者辅助分娩率高达99.9%。

传染性疾病的发生情况，结核病为例来看，2002年克罗地亚的结核病发病率为37.0/10万，患病率为47.0/10万。在中东欧16国中该指标位列第四；此后发病率和患病率均逐年下降，年均增长率分别为-9.1%和-8.4%，2013年分别为13.0/10万和18.0/10万（表5-2）。

从全体人口的死亡率来看，克罗地亚2003、2008和2013年的人口死亡率分别为11.4‰、11.5‰和12.0‰。可见，死亡率略有增长，同时死因结构也发生了变化。其中，心血管疾病、癌症、精神健康疾病、伤害与暴力以及呼吸系统疾病是最常见的病因和死因。与欧洲其他国家有着类似的疾病谱。2012年的死亡构成分析显示，死亡人口数远超其他疾病的两项病因是缺血性心脏病

(25.5%)和脑卒中(14.1%);死于气管癌、支气管癌及肺癌为 5.6%;死于结肠及直肠癌症的占 4.2%;死亡病例中,死于高血压性心脏病、慢性阻塞性肺疾病、糖尿病和肝硬化分别占 3.4%、3.2%、2.6% 和 2.4%。

表 5-2　2002~2013 年克罗地亚结核病发病率和患病率情况(/10 万)

年份	发病率	患病率
2002	37.0	47.0
2003	34.0	44.0
2004	32.0	41.0
2005	29.0	37.0
2006	27.0	34.0
2007	25.0	32.0
2008	23.0	29.0
2009	21.0	27.0
2010	19.0	25.0
2011	17.0	23.0
2012	15.0	20.0
2013	13.0	18.0

第三节　卫生体系概况

自 1991 年独立以来,克罗地亚卫生保健体系中公共资金收入紧缩和费用支出不断增长之间的矛盾日益突出。为此,克罗地亚采取一系列的改革措施来试图缓解和解决危机,其中最著名的是 1990 年、1993 年和 2002 年实施的卫生保健筹资改革。1990 年的改革将分散的筹资体系集中化,同时打破过去实施的卫生服务区域一体化管理模式,以期通过管理和筹资改革来实施国家控制。1993 年和 2002 年的改革均关注了成本控制。1993 年的改革缩小了强制性医疗保险中免费卫生保健服务的范围,同时将私人医疗保险引入到尚未被强制性医疗保险制度覆盖的服务提供体系中。2002 年不仅进一步缩小了免费卫生服务的范畴,在筹资体系中引入补充性的医疗保险制度,而且更多地集中改革力量,拓展筹资渠道,将卫生费用的部分筹资压力从公共财政转移到私人支出上。

卫生保健基金的分配由国家财政预算决定。医疗保险协会从国家预算中获得强制保险基金,该基金来自三个部分:专门筹集的保险捐款、国家一般性

的税收和来自地方税收的地方基金。一般医疗保险协会将强制保险基金进行
分配，其中大部分用于保证卫生服务提供，而小部分分配给私人医疗机构用
于基建投资。想要得到保险基金服务的提供机构，不管其所有制如何，每年
都需和医疗保险协会签订合同，接受医疗保险协会对服务价格和支付方式的
监管。

在克罗地亚，大部分卫生服务的公共支出由社会健康医疗体系承担，具体
的实行机构是克罗地亚医疗保险协会。作为"准中立"的公共机构，国家仍能
对其进行有效控制，尤其在人事任命方面，国家的影响力显得较大。1991年
以来，克罗地亚的卫生保健体系经历了一系列组织结构改革。二级和三级卫
生保健机构的所有权分属于国家和市、县地方所有。三级卫生保健机构一直
归国家所有，包括临床医院、临床医院中心和国家医学研究所。二级卫生保
健机构（综合医院和专科医院）和公共卫生研究所为市、县级所有。卫生院中
的初级医疗保健全科医师办公室大部分已被私有化，其余归县级所有。

尽管市场运行中存在着私营的卫生服务供应者和保险公司，但大部分卫
生服务和资金的提供由公共机构承担。为确保所有公民能享有卫生保健服
务，凡是与医疗保险协会签订协议的卫生保健提供者均需要在国家卫生保健
网络框架内运行。该网络根据发病率、死亡率、人口统计学特征等因素，明确
公共财政资源在20个县中的具体分布。中央政府扮演双重身份，一方面对医
疗保险协会而言，承担卫生保健的购买者和提供者的职责，另一方面又是医
院和公共卫生机构最大的所有者。

卫生服务提供中，基础设施、资本投资和医疗设备配置等相关资金，由医
疗保险基金和医疗保险协会负责筹集、分配，基金分配比例则主要取决于机
构的属性。住院医院与医疗中心的资金筹集则由中央政府负责，地方所属的
普通医院、专科医院和初级卫生保健中心资金筹集的责任则归属于相应的地
方政府。中央政府每年都会根据各地区的人口数、医疗设备和病床数多少，
划拨给地方政府用于发展卫生事业的部分资金。此外，医疗保险协会也同时
直接筹集资金用于基础设施和医疗设备的购置。

为确保国民都有获得卫生保健的权利，克罗地亚在全国实施了强制性医
疗保险。以"互惠"和"团结"的原则为基础，保险的参保人群覆盖了健康者和
患病者，从年轻人到老年人，从个体到家庭。不可否认，高覆盖率的强制性医
疗保险的实施较大程度地提高了居民的健康水平。

与其他实行社会医疗保险的国家相同，克罗地亚强制性医疗保险并不是
单独依靠工资缴费，只是其所占比重相当大，其余来源还有中央政府的转移

支付、部分利息和租金等。

此外，国家还统一征收国民工资总收入的 0.5% 的税收用于职业安全。根据其《医疗保险条例》，这部分资金主要用于在工作场所发生伤害和疾病的治疗、康复和病假的补偿。

人口老龄化和日益增长的卫生保健开支均使得卫生公共支出快速增长，克罗地亚的卫生保健体系仍承受着巨大的负债压力。2003 年年底，医疗保险协会负债增加至 36.86 亿库纳（6.13 亿美元），其中 9.8 亿库纳（1.63 亿美元）为药物负债。据克罗地亚卫生部称，2004 年 12 月，临床医院、综合性医院和专科医院亏欠各种卫生服务提供者的款额分别达 13 亿库纳（2.16 亿美元）、8.9 亿库纳（1.48 亿美元）和 1.8 亿库纳（0.3 亿美元）。克罗地亚政策制定者提出改革方案一直围绕如何增加卫生保健体系中的私有资金。改革措施包括扩大"参与计划"、减少无需参与的人数、引入管理费、将药物支出从补充医疗福利中剔除等。制定规章制度，采用供方为导向的工具也可能是一个值得深入思考的机会。未来几年，公共资源将面临更大的卫生支出增加的压力，但是在可能的情况下，一定会寻找机会通过更加谨慎的资源分配和不断提高的生产力水平来克服这一压力。

第四节　卫生资源配置

从卫生技术人力资源配置来看，2009 年克罗地亚医生数达到 11 813 人，每万人拥有医生数 26.0 人；医护人员数共计 24 201 人，每万人拥有护理和助产人员数 53.3 人；牙医总人数为 3293，每万人拥有 7.3 名牙医。截至 2011 年年底，医护人员 55 781 人，平均每万人拥有医生 19.0 人。

克罗地亚卫生支出占 GDP 的比例相对较高。20 世纪 90 年代曾有一段时间出现卫生支出急剧上升的现象，2000 年卫生支出占 GDP 比例达到顶峰（7.8%），2000～2002 年，卫生支出有所遏制。2003 年，卫生总支出占 GDP 的比例为 6.4%。2004 年该指标有所上升，主要归因于医疗保险协会的创建，医院在 2000 年、2002 年和 2003 年的负债一度超过 5.32 亿美元。2005 年，该指标又上升到 7.0%，此后持续增长，2010 年高达 7.8%，2011 年和 2012 年则略微下降，达到 6.8%，2012 年卫生总费用占 GDP 比例在 16 国的排名仅为第十位（表 5-3）。

政府卫生支出占政府总支出的比例体现出政府对卫生保健体系的支持程度。2000 年，克罗地亚该比例为 14.5%，2001～2002 年间，该指标虽略有下降，但仍然未低于 12.0%。2003～2010 年该指标数值逐年增长，2010 达到了 17.7%，但是 2011 年和 2012 年则出现明显的下降，下降至 15.1%（表 5-3）。2012 该比例在 16 国中位列第二，政府也是尽全力在筹资等方面做出了较大的支持。

克罗地亚的卫生总费用由政府支出和个人支出两部分构成。从现有数据看，尽管克罗地亚卫生总费用中的个人支出比例从 2000 年的 13.9% 增长到了 2002 年的 20.0%，年均增长率为 12.9%。2005～2010 年该指标变化较小，基本稳定在 14%～15%；2011 年和 2012 年再次增长至 17.5% 和 17.7%。2012 年克罗地亚的卫生总费用中个人支出的比例在 16 国中是除捷克以外最低的。

2000～2012 年期间，政府支出所占比例虽然起伏变动，但均高于 80%。峰值出现在 2007 年，为 87.0%，此后该指标逐年下降，2012 年略微下降至 82.3%，在 16 国中位列第二（表 5-3）。可见，卫生总费用中政府支出为个人支出的 4～5 倍。

不难发现，卫生总体筹资中，克罗地亚政府的筹资比例较高，基本均靠政府筹资，因此这也是克罗地亚政府加强需方筹资的力度，不断减少公共财政的卫生支出，加大个人的共付水平的主要原因。

表 5-3　2000～2012 年克罗地亚卫生总费用相关指标（%）

年份	卫生总费用占GDP 的比例	政府卫生支出占政府总支出比例	卫生总费用中政府支出比例	卫生总费用中个人支出比例
2000	7.8	14.5	86.1	13.9
2001	7.2	13.8	83.3	16.7
2002	6.3	12.0	80.1	20.0
2003	6.4	14.0	82.6	17.4
2004	6.6	14.1	81.1	18.9
2005	7.0	15.9	86.0	14.0
2006	7.0	16.4	86.1	13.9
2007	7.5	17.6	87.0	13.0
2008	7.8	17.7	84.9	15.1
2009	7.8	17.7	84.9	15.1
2010	7.8	17.7	84.8	15.2
2011	6.8	15.1	82.5	17.5
2012	6.8	15.1	82.3	17.7

第五节 小 结

从预期寿命、孕产妇保健、婴幼儿保健和传染性疾病预防控制可见,克罗地亚国民有着较优的健康结果。作为经济中等的国家,克罗地亚在卫生体系获得现有的发展实属不易。虽然卫生总费用占 GDP 的比例并不高,但是政府也是尽全力在筹资等方面做出了较大的支持,政府支出比例的增高无疑会降低个人支出比例,降低个人卫生费用支出的压力。

克罗地亚卫生保健体系发展相对较好。为了保障国民获得卫生保健的权利,克罗地亚实施了高覆盖率的强制性医疗保险,且有益于居民的健康水平的提高。尽管工资缴费在卫生筹资中所占的比重很大,但其并非单一来源;中央政府的转移支付、部分利息和租金等也是重要的组成部分。克罗地亚的卫生服务网中包含了初级、二级以及三级卫生保健,卫生服务供应者分为公立与私营的不同机构,但大部分卫生服务的提供由公共机构承担。

总体而言,该国体系拥有受过良好训练的医疗卫生人才队伍、完善的公共卫生项目体系和卫生服务体系和良好的国民健康结果,然而,这些成绩的取得付出了高成本的代价。国家面对高额且快速增长的卫生公共支出,选择了持续增加私人筹资比例以缓解筹资困境,不仅会对卫生保健系统的公平性产生负面影响,降低卫生服务可及性的公平实现,而且还会进一步影响人们的健康情况。

第六章

捷 克

第一节　国家基本情况

1918 年 10 月 28 日,捷克斯洛伐克共和国成立,并于 1960 年 7 月改国名为捷克斯洛伐克社会主义共和国。1992 年 12 月 31 日,捷斯联邦解体。1993 年 1 月 1 日起,捷克和斯洛伐克分别成为独立主权国家,捷克共和国成立。

捷克共和国是一个位于中欧地区的内陆国家,东靠斯洛伐克,南邻奥地利,西接德国,北毗邻波兰。国土面积约 78 867 平方公里(2015 年 3 月),全国共划分为 14 个州级单位,其中包括 13 个州和首都布拉格市。各州下设市、镇。

捷克共和国实行议会代表民主制。议会作为国家最高立法机构,实行参众两院制。众议院共有议席 200 个,任期 4 年;参议院共有议席 81 个,任期 6 年。

1995 年捷克成为经济合作与发展组织(OECD)成员,1999 年成为北大西洋公约组织(NATO)成员,2004 年成为欧盟成员。捷克奉行经济靠欧盟、安全靠美国的对外政策,积极参与欧盟共同外交和安全政策及北约行动并将"经济外交"和"人权外交"作为重点。目前,捷克已与 195 个国家建立了外交关系并加入了联合国、欧安组织、国际货币基金组织及世界银行等国际组织。

统计数据显示,2013 年捷克总人口达 1070 万,其中 15 岁以下青少年占 14.8%,60 岁以上老年人占 23.6%。虽然 1994~2002 年,捷克的人口数量有所下降,但是自从 2004 年起,人口数量开始显著增加。

从经济发展来看,1989 年天鹅绒革命之后,捷克经济发展较好,拥有新欧盟(EU)成员国中最发达的工业化经济体之一。2009 年受国际金融危机影响经济下滑,2010 年和 2011 年实现恢复性增长;2012 年和 2013 年经济再次下滑,2013 年国内生产总值(GDP)为 1940 亿美元,同比增长 -1.1%,同年人均国内生产总值为 25 530 美元,该指标在中东欧 16 国中位居第二,属于经济发展较好的国家;2014 年 GDP 为 2015 亿美元,同比增长率为 2.0%。外贸在捷克经济中占有重要位置,国内生产总值 80% 依靠出口实现。2013 年,捷克对外贸易总额为 3012 亿美元。

第二节　国民健康状况

2012 年,捷克的出生率为 11.1‰,总和生育率为 1.6。2013 年新增人口 11.8 万,仅占当年总人口数的 1.1%,该年的总和生育率为 1.6。

2000 年,捷克的期望寿命为 75.0 岁,以后逐年增加,2007 年增长至 77.0 岁,其中男性达到 73.8 岁,女性 80.3 岁。2013 年,期望寿命达到了 77.7 岁,在中东欧 16 国中位居第二,预计 2015 年将上升至 78.0 岁。

捷克的儿童死亡率处于世界较低水平。2000 年,5 岁以下儿童死亡率和婴儿死亡率分别为 6.6‰ 和 5.6‰。10 多年来,两类指标分别下降到 3.1‰(2012年值)和 3.6‰(2013 年值),在中东欧 16 国中均排位第三。与 2000 年相比皆下降了近 50%,年均下降率也分别达到了 4.6% 和 4.8%(表 6-1)。

5 岁以下儿童的死亡病例的病因分析显示,2013 年,先天性异常和早产导致的死亡比例最高,分别为 25% 和 24%;出生窒息、新生儿脓毒症、损伤和急性呼吸道感染也是重要因素,分别占到了死亡病例总数的 11%、7%、7%和 5%。

表 6-1　2000～2013 年捷克 5 岁以下儿童死亡率和婴儿死亡率情况(‰)

年份	5 岁以下儿童死亡率	婴儿死亡率
2000	6.6	5.6
2001	6.2	5.3
2002	6.0	5.1
2003	5.7	4.8
2004	5.5	4.6
2005	5.2	4.4
2006	5.0	4.2
2007	4.7	3.9
2008	4.5	3.7
2009	4.3	3.6
2010	4.1	3.4
2011	3.9	3.2
2012	3.8	3.1
2013	3.6	—

从孕产妇死亡率来看，该指标从 2000 年的 7.0/10 万下降为 2013 年的 5.0/10 万，虽然呈现下降幅度，但是由于下降速度略低于其他中东欧国家，因而其排位也从第二位下降为第五位。孕产妇死亡率下降不仅得益于产前保健服务的利用，而且由技术熟练的卫生工作者辅助分娩也是重要的影响因素。2010 年捷克由技术熟练的卫生工作者辅助分娩率高达 99.7%。

2013 年，捷克的人口死亡率约为 10.9‰，2003～2013 年这一指标没有太大变化，在 10.7‰～10.9‰ 之间波动。然而，近些年份的死因结构却略有变动。2007 年，最常见的死因是循环系统疾病，其次是恶性肿瘤、外部原因和呼吸系统疾病。2012 年的死亡数据分析显示，死亡人口数远超其他疾病的病因是缺血性心脏病（27.9%），其次是脑卒中（9.7%）；死于气管癌、支气管癌、肺癌的病例占 5.3%；结肠及直肠癌症的死亡病例占 3.8%；死亡病例中，下呼吸道感染、慢性阻塞性肺疾病和高血压性心脏病分别占 2.8%、2.4%、2.2% 和 2.1%。

以结核病为代表简单介绍捷克的传染性疾病的发病情况。2002 年捷克的结核病发病率为 14.0/10 万，患病率为 18.0/10 万。此后两率均逐年增长，截至 2013 年分别达到了 5.5/10 万和 7.1/10 万，年下降率分别为 8.9% 和 8.8%（表 6-2），2013 年该指标在中东欧 16 国中排位第一。

表 6-2　2002～2013 年捷克结核病发病率和患病率情况（/10 万）

年份	发病率	患病率
2002	14.0	18.0
2003	13.0	17.0
2004	12.0	15.0
2005	11.0	14.0
2006	9.8	13.0
2007	9.0	11.0
2008	8.2	10.0
2009	7.5	9.6
2010	6.9	8.9
2011	6.4	8.2
2012	5.9	7.6
2013	5.5	7.1

第三节　卫生体系概况

捷克共和国拥有一套以强制医疗保险基金为基础的社会医疗保险体系。

2009年，捷克的医疗保险基机构多达10个，这些保险机构是一种准公共性质的自治机构，承担服务支付者和购买者的双重角色。

卫生行政组织上，国家卫生部的主要负责制定卫生保健政策议程、监管卫生体系、筹备卫生立法，以及管理卫生保健机构，如公共卫生网络和国家药品控制协会，等等。地区卫生行政部门和医疗保险基金机构在确保医疗服务可及性方面发挥重要作用，前者负责医疗服务提供者的注册管理，后者负责与其签订协议并支付。符合参加医疗保险条件的居民，可以自由选择医疗保险基金机构，以及相应的医疗服务提供者。对于拥有符合参保条件的申请者，不论其年龄或健康状况，医疗保险基金必须全部接受，不允许选择性接受。

在资金筹集方面，大部分通过社会医疗保障体系产生，主要来自于强制社会医疗保障缴费和国家为部分非从事经济活动人群缴纳的社会医疗保障费用。强制社会医疗保障缴费以工资税的形式缴纳，由雇主和雇员分摊；自主经营者必须按其收入的固定比例给其雇员缴费。社会医疗保障体系根据参保人的年龄和性别制定一项风险调整方案，缴费水平则依据此方案测算确定。医保的覆盖方面，捷克真正实现了全民覆盖，被保险人可享受的服务范围很广泛。个人现金支付主要用于非处方药物，以及某些牙科服务等。医疗保险基金是医疗服务的主要购买者，基于与定点医疗服务机构的长期协议，与不同服务提供者建立支付关系。

2007年以来，医保针对医院采取了按病种付费、个别协议和总额预算三种支付方式。2009年以后，医院门诊服务实行基于总额预算的按服务项目付费。私人开业中的全科医师则采取按人头付费和服务项目付费相结合的方式，按服务项目付费主要适用于预防保健服务项目。院外门诊服务的专科医师也实行基于总额预算的按服务项目付费方式。

在公共卫生服务提供方面，捷克拥有一张非常密集的公共卫生网络来提供该服务，其中包括流行病学监测、疫苗冷链运输、危害因素监测及其对健康状态的影响等。主要部门是国家公共卫生研究所、地区公共卫生局和地区公共卫生研究所。

初级卫生保健服务的提供者，主要包括全科医师，儿科、妇科、牙科医师和药剂师。初级卫生保健的管理机构遍布全国，负责统一配置医疗保险基金。私人诊所医师独立行医，提供了近95%的初级卫生保健服务。医保规定中，患者可自行选择并注册到任何一位初级卫生保健医师名下，也可每3个月更换医师，无任何限制。然而，初级卫生保健医师并没有真正发挥守门人的作用；患者可以直接获得专科医师服务，且不受次数限制。

二级卫生保健服务是指专业化的门诊和住院服务。主要由工作在医疗中心或综合诊所的私人专科医师、医院和专科住院机构提供。2007年年底，全国27 628名注册卫生服务提供者中，11 317名提供着二级和三级卫生保健服务。20世纪90年代以后，以前归属于国家的医院所有权发生变化，逐步为国家卫生部及政府其他部委、市级和地区级政府所有、私人机构和教会等所有。捷克几乎所有药房都是私人企业，目前还朝着连锁药店的趋势发展，在城市地区尤为明显。

公共卫生网络和国家药品控制协会负责注册药品定价和报销政策制定。该协会通过国际价格比较，确定最高定价和参考定价体系，确定药品报销范围。此外，2006年捷克引入一套递减加成体系，对出厂价较高的药品设定较低的加成价。

无论从机构还是资金来看，捷克的长期卫生保健服务体系与长期社会保障体系一直都是相互独立的，这也就导致了在服务报销方面经常出现复杂的问题。2006年，社会服务法允许系统之间资金交叉，为个人提供更灵活的服务补贴，要求长期卫生保健服务提供机构必须满足一定的质量标准才能获得资金，从而完善两大系统之间的协调机制。

21世纪以来，捷克卫生体系的诸多改革都在试图解决资金长期不稳定的问题。资金不足问题从20世纪90年代初期初露端倪，一直以来都是卫生体系的显著问题。当然，还有一些改革措施，如关注医院所有权和管理结构问题，关注改善服务购买者与提供者（保健服务提供机构）之间的关系，抑或是如何完善卫生服务体系与社会保障体系之间的协调机制等。未来改革将着力于基于法律保护患者权利、明确购买者与提供者之间的关系，以及如何从明确权利和提高透明度方面进一步完善社会医疗保障体系。

第四节　卫生资源配置

20世纪90年代，捷克对住院床位结构进行了调整，主要缘于急症保健病床数过多而长期保健病床数不足。尽管这项调整使急症保健病床数有所下降，但是2007年捷克人均急症保健病床数仍位居WHO欧洲区域中位。2008年，捷克共有192家急症保健医院，病床数达63 622张，154家住院机构，病床数达22 191张。虽然大部分急症保健医院都能与其他欧洲国家医院相媲美，但是并非所有捷克医疗机构都配置最新的设备，某些精神病机构、长期保健机构和疗养机构已经发展严重滞后。同时，捷克在使用信息与通讯技术方面比较薄弱,缺乏能够使用医学技术评估治疗及操作的基础设施。

按照欧洲标准,捷克医师数量水平较高。2006 年,药剂师与人口比例高于其他中欧和东南欧国家,但是低于许多西欧国家。2009 年,全国拥有药剂师 5915 名,牙医 7092 名;医生总数为 37 351 名,平均每万人口 36.7 名,医护人员和助产士共计 88 874 名,平均每万人口 87.4 名。

与西欧国家相比,捷克的卫生总费用相对较低。2000 年仅占国内生产总值的 6.3%,此后有所增长,2003 年达到 7.1% 后又开始下降,经历一轮波动后,在 2009 年达到峰值,2012 年该数值又下降到 7.7%。总体上来看,12 年间的年增长率为 1.7%(表 6-3)。

捷克的卫生总费用中政府支出的比例是 WHO 欧洲区域中较高的,2000～2012 年间均保持在 80% 以上,最大值为 2002 年的 90.5%,最小值出现在 2008 年,为 82.6%,2012 年的数值为 84.8%。2012 年,政府总支出中卫生支出的比例为 14.6%,在中东欧 16 国中的序位为第四,且十余年来,该比例均稳定在 13%～15% 之间。可见,政府对卫生事业的支持力度较大。个人支出比例与其他中东欧国家相比较低,2000 年个人支出占总卫生总费用的比例为 9.7%,2000～2007 年逐年小幅增长,2007 年增长至 14.8%,但是此后随着成本分担趋势越来越明显,2008 年这一比例明显上升,该年出现最大值 17.5%。2012 年下降至 15.2%(表 6-3)。尽管如此,该指标仍然是 16 国中最低的。

表 6-3　2000～2012 年捷克卫生总费用相关指标(%)

年份	卫生总费用占 GDP 的比例	政府卫生支出占政府总支出的比例	卫生总费用中政府支出比例	卫生总费用中个人支出比例
2000	6.3	13.7	90.3	9.7
2001	6.4	13.1	89.8	10.2
2002	6.8	13.5	90.5	9.5
2003	7.1	12.8	89.8	10.2
2004	6.9	14.2	89.1	10.9
2005	6.9	14.1	87.3	12.7
2006	6.7	13.8	86.3	13.7
2007	6.5	13.5	85.2	14.8
2008	6.8	13.7	82.5	17.5
2009	8.0	14.9	84.0	16.0
2010	7.4	14.2	83.8	16.2
2011	7.5	14.6	84.2	15.8
2012	7.7	14.6	84.8	15.2

第五节 小 结

捷克共和国卫生体制有三个主要的特征：①覆盖全民的社会医疗保险，由个人、雇主和国家3方筹资；②多样化的服务购买，主要是指医疗保险基金与私人门诊服务提供者及公立医院签订合约，向其购买服务；③多方参与医疗保险相关事宜的商讨和监督。

卫生资金筹集主要来自于强制社会保险缴费和国家为部分非从事经济活动人群缴纳的社会医疗保障费用。强制社会医疗保障缴费以工资税的形式缴纳，由雇主和雇员分摊。医疗保险针对不同的提供者采取不同的支付方式。医院门诊服务实行基于总额预算的按服务项目付费，住院则实现总额预算下的按病种付费；私人开业中的全科医师则采取按人头付费和服务项目付费相结合的方式。

卫生筹资总量方面，捷克卫生总费用占GDP的比例并不高（第七位），依据2013年人均国内生产总值指标，捷克是16个中东欧国家中经济第二发达的国家，卫生总费用水平显然与经济发展水平之间的协调性仍有待提升。然而，捷克卫生总费用中政府支出比例是全世界领先水平，这减轻了居民不少的经济负担。

捷克人们真正享有卫生保健服务的全民覆盖，享受面广。但是，在国民健康水平方面，除期望寿命较高，结核病等传染病的防治领先与其经济发展水平基本相当外，其他一系列健康指标均尚有提升空间。如何提高效率、改善卫生结果，捷克仍有较大的潜力。

第七章

爱 沙 尼 亚

第一节　国家基本情况

　　爱沙尼亚曾先后被普鲁士、丹麦、瑞典、波兰、德国、沙俄和苏联占领统治。1918 年 2 月 24 日爱沙尼亚宣布摆脱沙俄统治独立,成立了爱沙尼亚共和国。同年 11 月,苏维埃俄国宣布对爱沙尼亚拥有主权。1920 年 2 月,苏维埃俄国承认爱沙尼亚独立。1940 年 7 月爱沙尼亚苏维埃社会主义加盟共和国成立。1991 年 8 月 20 日,爱沙尼亚脱离苏联,宣布恢复独立。随后,爱沙尼亚的经济与社会快速发生变革,于 2004 年加入欧盟(EU)和北大西洋合约组织(NATO),并于 2010 年加入经济合作与发展组织(OECD)。

　　爱沙尼亚位于波罗的海东岸,东与俄罗斯接壤,南与拉脱维亚相邻,北邻芬兰湾,与芬兰隔海相望,西南濒里加湾。国土面积共达 45 277 平方公里(2015 年 3 月)。全国共分 15 个省,大小城镇 254 个。

　　宪法确定,爱沙尼亚是独立主权的民主国家,国家最高权力属于人民,独立和主权至高无上、不可剥夺。爱沙尼亚实行三权分立的多党议会民主制。议会实行一院制,共 101 个议席,任期 4 年。司法机构则分城乡地区法院、上诉法院和最高法院三级。

　　被前苏联占领以前,爱沙尼亚的经济水平与人口健康状况堪比斯堪的纳维亚国家,而被前苏联占领以后,爱沙尼亚的经济却开始停滞甚至衰退,最终以 20 世纪 90 年代初的经济崩盘与人口健康状况的急剧下降而告终。

　　爱沙尼亚是波罗的海三国中最小的一国。2013 年爱沙尼亚拥有人口总数为 128.7 万。其中,15 岁以下青少年占总人口的 15.8%,60 岁以上老年人口占 24.2%。与整个欧洲一样,人口老龄化趋势比较严重。2002～2013 年人口总数逐年减少,年均增长率为 -0.4%。

　　自恢复独立以来,爱沙尼亚一直奉行自由经济政策,大力推行私有化,实行自由贸易政策,经济发展迅速,年均经济增速在欧盟成员国内位列前茅。1994 年进行的激进性经济改革使 2000 年至 2007 年的经济快速增长,年均增长率达 8.8%。2009 年,全球金融危机以及严格执行的平衡公共预算政策共同导致经济紧缩 14%;2010 年,经济增长率恢复至 3%。2013 年,受欧债危机的影响,经济增速放缓。同期国内生产总值(GDP)约 245 亿美元,增长率为 0.8%。同年,人均 GDP 约合 18 307 美元,人均国民生产总值达 23 240 美元,居民月平均工资为 1014 美元,比 2012 年提高了 7%。以人均 GDP 排序,爱沙尼亚的经济发展水平在中东欧 16 国中位居第五,属于经济较为发达的国家之一。

第二节 国民健康状况

2012 年,爱沙尼亚的出生率为 11.0‰,总和生育率为 1.6;2013 年活产人数约 1.4 万,占总人口的 1.1%,该年的总和生育率为 1.6,与上一年基本持平。

2013 年,爱沙尼亚人口期望寿命达到了 74.4 岁。其中,男性和女性分别为 69 岁和 80 岁,差距为 11 岁。近代历史中,人群健康状况最为糟糕的 1994 年,期望寿命仅为 66.5 岁,截至 2000 年,爱沙尼亚的期望寿命刚刚达到独立前的水平。其后至 2013 年的十几年来,其期望寿命逐年增长。尽管如此,爱沙尼亚的期望寿命在中东欧 16 国中也仅排位第十一,其中重要原因之一就是两性的期望寿命相差太大,男性期望寿命过低。全国卫生政策文件《国家卫生计划 2009～2020》中,将期望寿命提升的目标确定为:2020 年男性期望寿命将达到 75 岁、女性将达到 84 岁。从 2013 年的现况来看,实现该目标任重而道远。

截至当前,5 岁以下儿童死亡率(2013 年值)和婴儿死亡率(2012 年值)分别为 3.4‰ 和 2.9‰。在中东欧 16 国中排位均为第二位,仅次于斯洛文尼亚。相比于 2000 年,分别下降了约 70.0% 和 67.4%,年下降率为 8.6% 和 8.9%(表 7-1)。

2013 年,5 岁以下儿童的死亡原因构成分析,早产和先天性异常成为最主要的死因,分别占到了 31% 和 29%;出生窒息、急性呼吸道感染、新生儿脓毒症和损伤则分别占到了死亡病例总数的 10%、6%、5% 和 4%。

2011 年,爱沙尼亚的孕产妇死亡率为 6.2/10 万,是中东欧 16 国中数值最低的。自 1990 年以来,爱沙尼亚的孕产妇死亡率呈现出持续下降的趋势,从 36.4/10 万下降为 2000 年的 20.9/10 万,到 2011 年又持续下降。这与爱沙尼亚较好的产前保健服务及辅助分娩工作者有着一定的关系。2011 年, 爱沙尼亚的产前检查覆盖率(至少 4 次)高达 96.8%, 由技术熟练的卫生工作者辅助分娩率高达 99.4%。

表 7-1　2000～2013 年爱沙尼亚 5 岁以下儿童死亡率和婴儿死亡率情况(‰)

年份	5 岁以下儿童死亡率	婴儿死亡率
2000	11.0	8.9
2001	10.2	8.2
2002	9.4	7.5
2003	8.6	6.8
2004	7.9	6.3
2005	7.3	5.7
2006	6.6	5.2
2007	6.1	4.7
2008	5.5	4.2
2009	5.0	3.8
2010	4.5	3.5
2011	4.1	3.2
2012	3.7	2.9
2013	3.4	—

　　尽管传染性疾病的威胁开始变弱, 但是艾滋病和结核病防治仍然是爱沙尼亚的重要议题。以结核病发病情况来看, 2013 年结核病发病率为 22.0/10 万, 患病率为 27.0/10 万(表 7-2)。2002～2013 年两率均有逐年下降的趋势, 年均下降率分别为 8.3% 和 8.4%。结核病发病率和患病率在中东欧 16 国中排位第十和第七。与其他健康指标相比, 传染病防治工作相对滞后。

　　1998～2008 年, 爱沙尼亚的人口死亡率变化不大, 基本维持在 13‰～14‰之间, 2013 年达到 13.0‰。心血管疾病和癌症是爱沙尼亚死亡的主要诱因, 肌肉骨骼疾病和心理健康问题也越来越严重。20 世纪 90 年代早期的转型期期间, 外部原因, 尤其是自杀、袭击和交通事故, 特别于男性而言, 成为死亡的重要诱因。这一历史遗留问题仍然是当前公共卫生面临的重要挑战之一。2012 年, 爱沙尼亚的死亡数据分析显示, 死亡人口数远超其他疾病的两大病因为缺血性心脏病(27.1%)和高血压性心脏病(14.1%); 6.9% 死于脑卒中; 气管癌、支气管癌、肺癌的死亡病例占 4.6%; 结肠癌及直肠癌、酒精使用障碍和胃癌分别占 2.9%、2.2% 和 2.0%。可见,心血管疾病和癌症是爱沙尼亚死亡的主要诱因。此外,酒精的危害使用不容小觑。

表7-2 2002~2013年爱沙尼亚结核病发病率和患病率情况(/10万)

年份	发病率	患病率
2002	57.0	71.0
2003	52.0	64.0
2004	47.0	56.0
2005	42.0	49.0
2006	38.0	44.0
2007	35.0	41.0
2008	33.0	39.0
2009	31.0	37.0
2010	29.0	35.0
2011	27.0	32.0
2012	24.0	29.0
2013	22.0	27.0

第三节 卫生体系概况

(一)卫生体系的基本概况

爱沙尼亚的卫生体系由社会事务部及其附属机构负责监管。相关的主要国家机构包括国家医药局、健康委员会和国家卫生发展研究院。卫生保健筹资主要通过独立的爱沙尼亚医疗保险基金进行。全国电子健康体系是连接所有服务提供者的信息交流平台,允许与其他各种数据库进行数据交换,通过该平台,每位患者可以访问自己的健康数据。该数据平台的运行等相关事务主要由电子卫生保健基金会负责。爱沙尼亚一直致力于通过与欧盟等国际组织进行合作,加强政策制定的循证方法与过程。虽然塔尔图大学已成立卫生技术评估中心;然而,未来的卫生技术评估活动将由单独的政府机构来实施还是委托学术界尚未有定论。

爱沙尼亚的主要筹资渠道是收取专门的社会工资税。通过强制收取社会工资税,建立社会互济式医疗保险。该渠道下的筹资总额约占卫生总费用的2/3。除此之外,社会事务部还通过一般税收,为无保险者的急诊保健、门诊服务和公共卫生项目进行筹资。地方政府对卫生筹资的贡献相对较小,并没有明确规定地方政府提供卫生费用的筹资责任，因此地方政府筹集资金仅卫生总费用的1%左右，且各地方之间存在较大差异。个人现金支出约占全部卫生支出的20%，主要是对药品和牙科保健的共同支付。经济危机期间，该比例曾经开始下降，原因是个人现金支出随着经济的下滑而降低；当然仿制药有效降低了药品支出，也发挥了一定作用。虽然卫生筹资的外部来源，主要是欧盟基金占比很小，约占卫生总费用的1%，但是对资本投资和公共卫生活动起着至关重要的作用。

医疗保险制度约覆盖总人口的95%。医疗保险相关支付与就业挂钩，这使得无需支付保险的人，如儿童和退休人员，几乎占投保者的半数之多。从长远来看，狭窄的税基渠道势必会威胁卫生系统资金来源的可持续性。因此，如何拓宽卫生系统的税基渠道被提上了议事日程。

医疗服务的主要购买者是医疗保险基金。该基金与服务提供者的谈判合同和程序不断得到开发，新的支付机制也不断得以引入。2004年，医院开始实施按病种付费（DRGs）制度，用以补充现有的按服务项目付费及按床日付费等支付方式。初级保健服务方面，2006年起实施的按年龄调整的人头付费方式、针对相关特定领域的按服务项目付费方式，以及基本补贴的方式等，其目的是促进慢性病的疾病预防和管理。

初级保健服务是人们接触卫生系统的第一环节，由独立的家庭医生单独提供或以团队形式提供。尽管初级保健医生或家庭医生为二级卫生保充当了部分守门人的角色，患者仍可以直接访问妇科医生、心理医生等部分专科医生。如二级卫生保健服务由公有或私有的医院、门诊医疗机构等卫生保健服务提供者提供。药品则是通过私人药店向市民提供。2013年4月起，国家开始允许互联网药店销售药品。由于门诊服务的筹资来源于国家层面，因此爱沙尼亚的每个人都能获得急诊医疗服务。姑息治疗和长期保健服务也是保健服务的一个重要组成部分。补充和替代医学在爱沙尼亚卫生体系中发挥的作用并不明显，也没有法律等的相关规定。

公共卫生服务逐步从苏联时代集权化的卫生流行病学体系转变成更分权化的多方利益相关者体系。前者的重点是强制力和控制力，后者的重点则是疾病预防、健康促进和应对健康的危害因素。

（二）卫生体系的改革历程

爱沙尼亚现有卫生体系的形成，经历了多次的改革与创新。

20世纪90年代初发生的根本性变革，旨在将卫生体系原有的集权化筹资与管理体制，转变为通过社会保险进行筹资的分权化筹资模式。然而，分权化实践并未带来高效可及的卫生服务，集权化规划和监管在过去 10 年中一直存在。

2000~2003 年进行了立法审查，并对卫生筹资、服务提供，以及包块，如购买者、提供者和患者等在内的各方关系及其管理等方面，进行渐进式的制度改革。随后几年内，为实现与欧盟立法相协调，同时回应新的需求，开始对法律进行调整。

20 世纪 90 年代和 21 世纪初，探索各种结构改革与管理改革启动，以试图减少医院和床位的数量，并强调在卫生服务体系中建立初级保健服务体系。

近年来，处理 2008 年金融危机带来的后果一直成为主要任务之一。改革的主要目标是维持对人群的财政保护、不破坏整体的福利。紧缩方案的实施涉及了部分福利的削减，特定服务费用分担比例的提高，等待时间的延长，药物增值税的提高，合理用药的促进，对初级保健和门诊保健的重视，以及二级或三级专业保健的减少等。相关服务人员的工资也因可用收入的减少而下降。医疗保险基金尝试利用其在经济增长年累积的储备金来缓解资金减少带来的压力，最终相当成功地应对了经济低迷造成的影响，并余留了大部分储备金以备后续之用。

21 世纪初以来的一项重要卫生政策举措是 2008 年批准的《国家卫生计划 2009~2020》，但它的实施效果却多少被经济危机的影响所掩盖。卫生改革有效举措的缺乏，加之医务人员的高工作负荷和对工资制度的不满，这一度成为医护人员在 2012 年 10 月发动全国大罢工的主要诱发因素。医护人员认为，政府已多年未能推进关键性改革，来重组提供者网络，解决卫生系统的可持续发展等问题。大罢工结束后，国家于 2012 年 12 月签订了一项协议，与卫生系统可持续性有关的几个问题，及其解决措施均在该项协议中得到明确。

第四节　卫生资源配置

爱沙尼亚所有的医疗卫生机构均自负盈亏，包括管理债务和制定投资决策。2004~2008 年的经济繁荣期间，医疗保险预算加倍，医保资金除了用于提高卫生人员的工资，还用于投资医疗设备和设施装修。由于经济衰退，爱沙尼亚的卫生保健预算自 2008 年以来便没有得到增加。在优先考虑提高工资以挽留卫生专业人员的情况下，这无疑制约了卫生机构对设备或技术的投资。

爱沙尼亚存在一定的资源重复配置和浪费的现象。苏联时代的量化目标导致了爱沙尼亚医院病床的供给过度,苏联时代不同科室的区域化导致其外科专业产能过剩。医院基础设施的落后配置和门诊专科医疗服务的不协调发展严重威胁医院的可持续性,尤其威胁小医院的可持续性。

爱沙尼亚高移民率、医学院校毕业生不足、年龄结构老化等问题,导致其医生数量预计每年降低 1%~2%,而护士的降低速率将比之快一倍。2009 年 WHO 的调查数据显示,爱沙尼亚拥有医生人数达 4378 人,护理和助产人员数 8605 人,牙医 1196 人;每万人口拥有医生数为 65.5 人,护理和助产人员数为 33.3 人。

爱沙尼亚总体卫生筹资水平相对较低,且低于波罗的海其他国家。2012 年卫生总费用占 GDP 比例仅为 5.9%,在中东欧 16 国中位于第十五位,这与其在 16 国中的经济发展水平(人均 GDP)排位第五不相协调。2002 年以来,该比例基本维持在 5%~7% 之间,变化不大。详细见表 7-3。

2012 年,政府总支出中政府卫生支出的比例达到了 11.7%,排位于 16 国中的第十一位。2002~2012 年间,基本维持在 10.5%~12.3% 之间(表 7-3)。

2012 年政府卫生支出占卫生总费用的比例为 79.9%,接近 80%。在中东欧 16 国家中排在第三位。2002~2012 年间,该比例变化趋势不大,在 73.7%~80.5% 之间波动。相反,个人卫生支出比例相对较低,2012 年仅为 20.1%。2002~2012 年间,基本维持在 19.5%~26.3%(表 7-3)。

表 7-3 2002~2012 年爱沙尼亚卫生总费用相关指标(%)

年份	卫生总费用占 GDP 的比例	政府卫生支出占政府总支出比例	卫生总费用中政府支出比例	卫生总费用中个人支出比例
2002	4.9	10.5	77.1	22.9
2003	4.9	10.9	76.8	23.2
2004	5.1	11.4	75.9	24.1
2005	5.0	11.5	76.9	23.1
2006	5.0	10.9	73.7	26.3
2007	5.1	11.5	76.5	23.6
2008	6.0	11.9	79.0	21.0
2009	6.8	11.7	78.3	21.7
2010	6.3	12.3	79.6	20.4
2011	5.8	12.3	80.5	19.5
2012	5.9	11.7	79.9	20.1

第五节 小 结

在爱沙尼亚，社会事务部及其附属机构负责监管卫生系统。连接所有提供者的信息交流平台——全国电子健康系统的相关运行事务则主要由电子卫生保健基金会负责。以专门的社会工资税形式强制收取的社会互济式医疗保险方式是主要的筹资渠道，相比之下地方政府对卫生筹资的贡献相对较小。医疗保险制度总人口覆盖率约达 95%。医疗保险相关支付与就业挂钩，投保者中超过半数为无需支付保险的人，这将威胁卫生系统资金来源的可持续性。医疗保险基金是医疗服务的主要购买者。初级保健服务由独立的家庭医生单独提供或以团队形式提供；二级卫生保健服务由公有或私有的卫生保健服务提供；药品则是通过私人药店向市民提供。自 2004 年以来，医疗保险基金对医疗服务的购买开始实施按病种付费、按服务项目付费，以及按床日付费等多种支付方式。

由于经济衰退，爱沙尼亚的卫生保健预算自 2008 年以来便没有得到增加，医院基础设施的落后配置，以及专科医疗机构和床位配置过剩，专科的不协调发展，严重威胁着医院发展的可持续性。高移民率、医学院校毕业生不足、年龄结构老化等问题，导致其医护人员的配置严重不足。

作为中东欧 16 国中经济较为发达的国家之一，虽然政府筹资比例高，减轻了不少个人筹资压力，但爱沙尼亚在卫生事业中的投入是远远不足的。

20 世纪 90 年代末以后，爱沙尼亚的期望寿命一直在稳步提高，然而期望寿命性别方面的差距仍然存在，一度阻碍了其进一步提升。但是，其他许多健康指标改善较为迅速，最显著的是婴幼儿保健和孕产妇保健方面。当然，结核病防治等不甚理想，可见在传染病的预防控制上仍需加强。

第八章

匈 牙 利

第一节 国家基本情况

1919 年 3 月匈牙利苏维埃共和国成立。1949 年 8 月 20 日宣布成立匈牙利人民共和国并颁布宪法。1989 年 10 月 23 日国名改为匈牙利共和国。2012 年 1 月,新宪法通过,正式更国名为匈牙利。

匈牙利属中欧内陆国,东邻罗马尼亚、乌克兰,南接斯洛文尼亚、克罗地亚、塞尔维亚,西靠奥地利,北连斯洛伐克。国土面积共计 93 030 平方公里(2015 年 3 月),全国划分为首都和 19 个州,设立 24 个州级市、274 个市、2854 个乡。首都是布达佩斯。

1989 年 10 月 18 日国会通过宪法修正案,确定匈牙利实行多党议会民主制,建立独立、民主、法制的国家,执行立法、行政、司法三权分立的原则。国会是立法机关和国家最高权力机构,实行一院制,每 4 年普选一次。政府是国家最高行政机构。

目前,匈牙利已同 170 多个国家建立了外交关系。其于 1999 年 3 月加入北约,2004 年 5 月加入欧盟,2007 年 12 月 21 日正式加入申根协定。

2013 年,匈牙利人口总计达 995.5 万。其中,15 岁以下青少年所占比例为 14.7%,60 岁以上老年人口占 23.7%。2002~2013 年匈牙利人口总数逐年下降,年均下降率为 0.2%,累计下降 21.4 万人。

作为经合组织(OECD)成员国之一,匈牙利在经济上属于中等发达国家,其经济目标是建立以私有制为基础的福利市场经济。在国际金融危机影响的情况下,匈牙利致力于成为亚欧贸易桥梁,视中国、俄罗斯、印度为经济外交重点。经济转轨顺利,私有化基本完成,匈牙利的市场经济体制已经确立。2013 年国内生产总值(GDP)为 1055.2 亿美元,人均国民生产总值达 10 560 美元,在中东欧 16 国中居第八位,属于经济发展中等的国家之一。

第二节 国民健康状况

据 WHO 统计数据显示，2012 年匈牙利的人口出生率为 9.8‰，总和生育率为 1.4；2013 年活产人数约 9.8 万，约占总人口的 1.0%，该年的总和生育率与上一年相比基本保持不变，为 1.4。

2002～2013 年，随着人口总数逐年的减少，匈牙利的人口年龄结构也随之发生了改变。11 年间，15 岁以下青少年人口比例逐年下降，总体下降 1.6%，年增长率为 −0.9%；而 60 岁以上人口比例则逐年上升，总体增长 3.2%，年增长率为 1.3%。可见，匈牙利的人口"老龄化"进程正在不断加速。

20 世纪 90 年代中期起，匈牙利人口出生时期望寿命有显著提高，即便如此，仍处于欧洲国家最低水平。1995 年期望寿命仅为 70.0 岁，2005 年增长至 73.0 岁，10 年间增长了 3.0 岁。2013 年，该指标增长至 74.6 岁。相比于其他 15 国，匈牙利并无优势，2013 年的期望寿命排名仅位列第十。

2000 年，匈牙利 5 岁以下儿童死亡率和婴儿死亡率分别为 11.2‰ 和 9.8‰。十余年来，两项指标均逐年下降。2013 年 5 岁以下儿童死亡率下降为 6.1‰，与 2000 年相比下降了约 45.5%，年增长率为 −4.6%。2012 年的婴儿死亡率为 5.3‰，总体下降了 45.9%，年增长率为 −5.0%（表 8-1）。在 16 国中，该两项指标排位分别为第八和第七的位置，与其对应的经济发展水平基本相当。

2013 年 5 岁以下儿童死亡病例的病因分析显示，死亡原因中所占比例最高的是早产和先天性异常，分别高达 37% 和 29%；出生窒息、急性呼吸道感染、损伤和新生儿脓毒症也是重要因素，分别占到了死亡病例总数的 6%、5%、4% 和 3%。

1990 年，匈牙利孕产妇死亡率为 21.3/10 万，2000 年该指标下降为 15.1/10 万，16 国中的排名也从第七位下降为第六位。到 2011 年，该指标略有增长至 15.5/10 万。尽管 2011 年匈牙利由技术熟练的卫生工作者辅助分娩率高达 99.7%，但是 2011 年的孕产妇死亡率在 16 国中位居十二位，与其经济发展水平排位来看，孕产妇保健工作有待进一步加强，仍需要致力于加速降低孕产妇死亡的危险性。总体上来看，1990～2011 年孕产妇死亡率的年均下降为 1.5%，可见下降速度并不快。因此，相对于孕产妇死亡危险性下降快的其他中东欧国家，匈牙利处于劣势。

以下就传染性疾病疫情，以结核病为例进行简要的分析。2002 年匈牙利的结核病发病率为 30.0/10 万，患病率为 38.0/10 万。此后截至 2011 年，两率均呈现下降趋势,2012 年和 2013 年两项指标均略有所回升,2013 年结核病发病率为 18.0/10 万,患病率为 29.0/10 万(表 8-2),16 国中序位分别处于第六和第十一位。

表 8-1　2000～2013 年匈牙利 5 岁以下儿童死亡率和婴儿死亡率情况(‰)

年份	5 岁以下儿童死亡率	婴儿死亡率
2000	11.2	9.8
2001	10.5	9.1
2002	9.9	8.5
2003	9.3	7.9
2004	8.7	7.5
2005	8.3	7.1
2006	7.9	6.8
2007	7.5	6.5
2008	7.2	6.2
2009	6.9	5.8
2010	6.6	5.6
2011	6.4	5.5
2012	6.2	5.3
2013	6.1	—

表 8-2　2002～2013 年匈牙利结核病发病率和患病率情况(/10 万)

年份	发病率	患病率
2002	30.0	38.0
2003	27.0	34.0
2004	24.0	31.0
2005	22.0	27.0
2006	20.0	25.0
2007	19.0	24.0
2008	18.0	24.0
2009	17.0	24.0
2010	17.0	25.0
2011	17.0	27.0
2012	18.0	28.0
2013	18.0	29.0

2012 年匈牙利的人口死亡率为 12.9‰。主要死因是循环系统疾病、恶性肿瘤、消化系统疾病和外伤等；生活方式因素，尤其是传统的非健康匈牙利饮食、饮酒和吸烟，对匈牙利人的整体健康水平产生了非常不利的影响。2012 年死亡数据分析结果显示，比例最高的死因是缺血性心脏病（26.6%）；其次，脑卒中（10.3%）、气管癌、支气管癌、肺癌（6.9%）和高血压性心脏病（5.5%）；结肠癌及直肠癌、慢性阻塞性肺疾病、肝硬化和阿尔茨海默病也分别占了 4.1%、3.5%、3.0% 和 2.5%。除此之外，自杀（2.0%）和糖尿病（1.9%）也是两项不可小觑的死因。

第三节　卫生体系概况

匈牙利以社会保障的方式，确保居民享有健康环境的权利、最佳身体和精神健康水平的权利和维持收入补贴。宪法规定，社会福利和卫生保健供应的总体责任主要由中央政府承担。

匈牙利有两大医疗卫生管理机构：国家卫生、社会和家庭事务部，后改组为国家资源部，以及国家卫生保险基金管理局。国家卫生、社会和家庭事务部统一管理与卫生有关的各项事务，制定卫生行业管理的各种政策、规划和行业规范，为国民议会提供卫生立法草案，管理卫生部所属的医疗机构和公共卫生机构，指导国家卫生保险基金管理局。国家卫生保险基金管理局属于独立的法人组织，接受国家卫生、社会和家庭事务部的政策指导，依法管理全国的医疗保险费用，基金会在数十个州设有办事机构。

中央政府拥有确定战略方向，颁布实施法律法规的专有权，严格控制征收款项、确定福利套餐、制定卫生服务提供者报告统一要求、制定预算、财政分配、参与卫生服务签约与支付等。地方政府拥有的医院和其他卫生保健机构数量较多，主要负责医疗服务的支付，确保医疗服务的提供。私营企业和公司在初级卫生保健和药物保健方面发挥着核心作用，在专科门诊保健领域的作用也逐渐提升。但是，目前使用私有资本提供住院保健服务仍然存在着争议。

匈牙利曾在 19 世纪末期到 1950 年实行过社会保险制度，1950 年下半年开始实行前苏联的卫生保健体制。转型后，匈牙利重新恢复了其原来类似德国的社会医疗制度。1993 年，匈牙利开始卫生保健体制改革，通过强制性的社会保险来筹集卫生费用，建立了国家卫生保险基金，医疗费用的支出基本出自于卫生保险基金。目前实行的全民保险制度基本覆盖了全体国民。

匈牙利卫生保险基金的资金来源于三方：一是强制性的社会医疗保险，雇主和雇员分别为职工支付工资总额的 1% 和 5%，这部分来源占总卫生保险基金的 60%；二是医疗保险税，即雇主每月还要为职工每人支付 15 欧元，这部分占到卫生保险基金的 20%；三是政府预算，卫生保险基金每年都有一定款额来自政府预算支出，这部分占基金总收入的 20%。卫生保险基金支付的范围包括家庭医生、家庭保健、住院服务、大病医疗、慢性病治疗等。

卫生服务提供者的支付系统以产出为导向，支付机制与服务类型相关，而与提供服务的机构类型无关。家庭医生服务采用按人头付费方式，门诊专科保健采用按服务项目付费方式，急诊住院服务采取按病种付费方式，长期保健服务则按照按日付费方式支付。当然，某些如急诊患者的转诊服务适用于特殊的规定下的支付。

按照宪法规定，国家有责任为所有符合标准的居民提供可及的卫生服务。匈牙利在卫生服务提供上的核心是设定区域性服务的义务，将提供服务的责任按照地区和保健水平分配给地方政府；在各自辖区内，市级政府负责提供初级卫生保健服务，省级政府负责提供专科卫生服务。

在匈牙利，公共卫生服务在中央政府职权范围内，尤其是国家资源部，通过国家公共卫生与医疗服务办公室提供服务。该机构负责公共卫生服务提供，社会医学和卫生管理，监管医疗服务的提供，监控并评估卫生状况、流行病学问题和人群健康状态的变化，负责健康促进和预防等服务项目。市级政府负责初级卫生保健，包括家庭医生服务（家庭医师和家庭儿科医师）、牙科服务、加班手术服务、母婴健康保健服务和学校卫生服务等。

中央政府、省级和市级政府，以及私营提供者共同提供二级和三级医疗服务。根据保健水平、覆盖专科数量和保健类型，不同的医疗服务提供者参与到不同的卫生保健活动中。

医疗服务主要包括医疗专业服务（住院）和全民普通医疗服务（普通门诊）两大部分。住院服务主要由医院来提供，普通门诊服务主要由全科医生提供。提供服务的机构以公立医疗机构为主，约占总数的 90% 以上，其余约 10% 为转型后出现的一些私立医院，这些私立医院是一些提供妇科、外科服务的专科医院，主要为高收入群提供高端的医疗服务，满足多层次的医疗需求。

住院保健服务首先要求患者必须按照治疗最低标准来接受服务，只有在必要的情况下才能转到更高级的专科医院。人们已经逐渐认识到，避免不必要的住院治疗是提高卫生保健服务效率的有效方式。门诊保健服务则建立在初级卫生保健、综合诊所、住院保健机构、国家急诊救护车服务、医院事故与急诊部的基础上。近年来，一系列法律法规都在支持日间护理的发展。住院费用主要由保险基金支付，病人免费享受住院医疗服务，门诊仅需支付少量药费。保险基金对医院的支付办法是按照病种来付费的，对全科医生的支付是按照与全科医生签约的服务居民人数采取包干，也就是总额预算下的按人头支付，但是规定了每一个全科医生签约的最高限额。

此外，医学康复服务刚起步，资金不足而且人员短缺，在服务可及性上不同地区存在明显的差异。长期保健服务由卫生和社会保障共同提供。社会保障由地方政府负责提供，主要以现金和实物福利的方式，提供给贫困人群和残疾人。无论从组织机构上还是资金上来看，精神健康保健也已经融入了卫生服务和社会保险体系中。大部分牙科服务也可免费获得，分为初级保健服务、专科服务和加班服务。在牙科保健方面，私人服务占主要地位。

在药品提供方面，药店负责提供药物保健服务，但是药品都需要获得国家公共卫生和医疗服务办公室认证，而且必须有药剂师的指导。原则上，每名医师和牙科医师都有处方权。保险基金会覆盖药物支出，但是不同药物报销类型和报销比例各有不同。医药产品价格则是由市场定价。

2004年以来，匈牙利采取了多项改革措施，也取得了不同的成绩。其中，最重要的一项改革则是旨在通过相应的措施，重新构建卫生保健体系的管理模式，例如加强卫生服务的协调机制；引入管理服务提供者的新方法；支持公共服务公司化或外包；鼓励跨部门合作实施国家公共卫生项目；将国家卫生保险管理局替换为多种私有制的卫生承保方，在卫生保险系统中引入管理竞争；创立医疗保险监管机构等。尽管政府极力推进这些改革措施，但是大部分并未达到预期目标。

成本控制也一直是主要的卫生改革目标。2004年以来，卫生领域公共开支的大幅下降，反过来加重了卫生系统逐渐加重的人力资源危机。关于财政筹资，连任政府始终未能形成政策框架，为卫生系统调动起稳定、可预测的资金流。可以说，这是目前匈牙利卫生系统面临的最严重的问题。

回顾匈牙利近期卫生改革进程可知，透明、循证的政策制定在卫生政策领域未能发挥应有的作用；重要改革没有科学详细的政策支持，比如讨论文件、策略制定、行动计划和影响评估；利益相关者及时以透明的方式参与政策制定过程的机制还比较落后。

在匈牙利，卫生体系目标抑或明确地体现在不同法律法规和政策文件中，抑或含蓄地体现在政府行动中。这些目标多围绕着保护和促进患者权利、确保相同需要获得同样的服务、提供循证有效的服务以及提高卫生体系的效率等。

过去 20 年，提高卫生体系效率的措施主要集中于支付制度改革。引入基于绩效的支付方法显著提高了卫生体系的技术有效性，为提高资源配置的有效性奠定了基础，但是这一做法尚未经过评估。当然，卫生保健体系的配置有效性仍存在问题，这是单靠调整支付制度无法解决的。其他关于有效性的问题，如目前卫生体系导致的过度治疗、修改病例、使用无效或废弃技术、提供平行服务、社会问题医疗化等。加强保健服务的协调机制等行动已经开始解决这些问题，并取得了一定的成功。此外，卫生保健服务的透明度和不同参与者的问责制发展仍不平衡，行为监管的综合系统尚未创建，除等候时间等管理外，大部分服务质量控制仅为事后的间接控制。虽然已有一系列行动使用服务质量指标来测量跟踪，但是尚未系统实施。

第四节　卫生资源配置

2009 年，匈牙利拥有 175 家医院，平均病床数为 470 张。过去 20 年里，尽管地区发展的不均衡现象有所缓解，但是医院服务能力和人群卫生保健需要之间的契合度仍然不甚理想。在医院建筑和设备更新方面，医院基础设施缺乏公共投资。卫生保健投资协调机制欠佳，主要由地方经济利益驱使，而不是以人群健康需要为基础。

2009 年，地方政府拥有病床数占全部病床数的 78%，其中近 20% 在布达佩斯。匈牙利延续了欧洲国家减少急症医院病床数的趋势，不仅实际减少了病床数，而且还重新调配病床到不同的服务中去。住院和门诊的长期卫生保健服务能力仍然不足，无法满足人口老龄化的需要。当然，自 20 世纪 90 年代以来，平均住院时长和住院率都有所下降，病床使用率也在下降。

关于卫生领域的人力资源，2003 年以后匈牙利医师显著减少。在不远的将来，日益增强的专业流动性可能使卫生人力资源继续下降。医师分布不均集中于地域和专业方面上，医疗辅助人员也存在类似的趋势。2009 年医生总数为 30 276 人，平均每万人拥有医生数为 30.3 人；同年护理和助产人员数共计 63 980 人，每万人拥有 64.0 人。鉴于医务工作者移民较多，而且医学专业人员整体老龄化，因此目前该国的卫生人力资源危机不言而喻。

据 WHO 数据显示，2002～2012 年匈牙利卫生总费用占 GDP 的比例尽管波动较大，但总体呈现出了增长的趋势。2000 年该指标为 7.6%，2003～2006 年间该指标有所上升，均超出 8%；随后几年略有下降，除 2010 年外均小于 8%，2012 年达到了 7.8%，同期该指标在 16 国中排位达到了第五。2000～

2012 年间,该指标的年增长率仅为 0.3%,详见表 8-3。

2012 年,卫生支出占政府总支出的比例为 10.3%,仅位列中东欧 16 国的第十四位。2000～2012 年,政府总支出中政府卫生支出所占比例总体起伏波动,最大值为 2005 年的 11.8%,最小值为 2007 年和 2008 年的 10.2%。2002年与 2012 年 10 年间,年增长率仅为 0.1%(表 8-3)。

从现有数据看,匈牙利的卫生总费用中政府支出比例在 2002～2005 年有起伏波动,随后 2006～2012 年逐年下降,总体上呈现了下降的趋势。从 2002年的 70.2% 下降 2012 年的最低值 63.6%,10 年间的年增长率为 -1.0%。在中东欧 16 国中,2012 年指标仅排在第十二位,与匈牙利人均 GDP 第八位的排位相比,有点偏低。相对而言,2012 年达到了 36.4%,比例较高。10 年来,个人支出比例比 2002 年多了 29.8%,此后总体波动增长,年均增长率为 2.0%(表 8-3)。这也反映出卫生成本控制,政府财政筹资撤退的痕迹。

表 8-3　2002～2012 年匈牙利卫生总费用相关指标(%)

年份	卫生总费用占 GDP 的比例	政府卫生支出占政府总支出比例	卫生总费用中政府支出比例	卫生总费用中个人支出比例
2002	7.6	10.4	70.2	29.8
2003	8.6	12.3	71.1	28.9
2004	8.2	11.7	69.6	30.4
2005	8.5	11.8	70.0	30.0
2006	8.3	11.0	69.8	30.2
2007	7.7	10.2	67.3	32.7
2008	7.5	10.2	67.1	33.0
2009	7.7	9.9	65.7	34.3
2010	8.0	10.5	64.8	35.2
2011	7.9	10.4	65.0	35.0
2012	7.8	10.3	63.6	36.4

第五节　小　　结

匈牙利以社会保障的方式,确保居民享有健康环境的权利、最佳身体和精神健康水平的权利和维持收入补贴。匈牙利有国家卫生、社会和家庭事务部和国家卫生保险基金管理局。国家卫生、社会和家庭事务部统一管理与卫生有关的各项事务,国家卫生保险基金管理局则接受国家卫生、社会和家庭事务部的政策指导,依法管理全国的医疗保险筹资与医疗费用支付。

卫生服务提供的核心是设定区域性服务的义务,将提供服务的责任按照地区和保健水平分配给地方政府。中央政府拥有确定战略方向,颁布实施法律的权利;地方政府负责医疗服务的支付,确保医疗服务的提供。

卫生保险基金的资金来源于三方:一是强制性的社会医疗保险,占卫生保险总基金的60%,雇主和雇员分别支付职工工资总额的1%和5%;二是医疗保险税,雇主每月还要为职工每人支付15欧元,占到总基金的20%;三是政府预算,占总基金的20%。卫生服务支付系统以产出为导向,与服务类型相关,而与提供服务机构类型无关。家庭医生服务采用按人头付费方式,门诊专科保健采用按服务项目付费方式,急诊住院服务采取按病种付费方式,长期卫生保健服务则按照按日付费方式支付。

过去20年,提高卫生体系效率的措施主要聚焦于支付制度的改革。引入基于绩效的支付方法显著提高了卫生体系的技术有效性,但是如何提高资源配置的有效性仍然是个问题。同时,成本控制一直是主要的卫生改革目标。2004年以来,卫生领域公共开支的大幅下降,如何建立起卫生系统稳定、可预测的资金流,这是目前匈牙利卫生系统面临的最严重的问题。

尽管20世纪90年代中期以来,匈牙利男性和女性的期望寿命有了很大提高,然而许多健康结果与中东欧其他国家之间仍然存在较大的差距。从卫生筹资来看,虽然卫生总费用占GDP的比例在16国中排名较高,但政府卫生支出占政府总支出的比例并不高。这也可从2012年卫生总费用中政府支出比例看出;随着卫生总费用中政府支出比例的降低,必然导致个人支付负担提高,经济压力增大,2013年个人支出比例一度达到了36.4%。在成本控制,政府卫生投入缩减的情况下,如何保证个人医疗费用负担在可承受范围内,不至于因病致贫,是匈牙利医疗卫生改革努力的方向。

第九章

拉 脱 维 亚

第一节　国家基本情况

1940 年 7 月 21 日拉脱维亚苏维埃社会主义共和国成立,8 月 5 日并入苏联。1990 年 5 月 4 日,拉脱维亚最高苏维埃通过关于恢复拉脱维亚独立的宣言,并改国名为拉脱维亚共和国。1991 年 8 月 22 日,拉脱维亚最高苏维埃宣布拉脱维亚共和国恢复独立。同年 9 月 6 日,苏联国务委员会承认拉脱维亚独立。9 月 17 日,拉脱维亚加入联合国。

位于波罗的海东岸的拉脱维亚共和国,北与爱沙尼亚,南与立陶宛,东与俄罗斯,东南与白俄罗斯接壤。国土面积 6.46 万平方公里(2015 年 3 月),共分为 110 个区和 9 个全国级市。

拉脱维亚是独立的民主共和国,议会是国家最高立法机构,总统由议会选举产生,任期 4 年,最长任期为两届,总任期不超过 8 年。总统任命总理并授权其组成政府。

2013 年拉脱维亚总人口数为 204 万,其中 15 岁以下人口数占 14.9%,60 岁以上人口数占 24.3%。2002~2013 年,人口总数逐年下降,连续 12 年呈现负增长,年均增长率达到了 −1.1%。与此同时,15 岁以下人口比例波动中呈现出总体下降趋势;60 岁以上人口比例则逐年增长,年均增长率为 0.9%。人口老龄化趋势日益加重。

1991 年恢复独立后,拉脱维亚即开始按西方模式进行经济体制改革,推行私有化和自由市场经济。1998 年拉脱维亚被正式接纳为世界贸易组织成员。2008 年国际金融危机重创拉脱维亚经济,拉脱维亚的国内生产总值(GDP)连续两年下降达 20%。2009 年接受国际货币基金组织、欧盟委员会和瑞典等国 75 亿欧元贷款援助。2010 年拉脱维亚经济缓慢复苏,2011 年 GDP 增长 5.5%。2012 年居民平均税前工资 879 美元 / 月,平均退休金 329 美元 / 月。

2013年该国的国内生产总值达299.6亿美元,人均国内生产总值约1.5万美元。同年拉脱维亚的人均国民生产总值达2.1万美元,在中东欧16国中排位达到了第七,2002~2013年的年增长率为7.2%。2014年1月1日拉脱维亚成为欧元区第18个成员国。

第二节 国民健康状况

据统计,拉脱维亚男女比例相差8%,男女比例差距居世界第一,成了世界上男性最少的国家。男女比率失调最早缘于残酷的第二次世界大战。由于波罗的海沿岸是前苏联范围内德军入侵最早、撤退最晚的战区,位居其中的拉脱维亚,其男女比率比其他前苏联加盟共和国都要悬殊。

在如此悬殊的男女比例之下,2012年拉脱维亚的出生率为10.9‰,总和生育率为1.6;2013年活产人数为2.3万,占总人口的1.1%,该年的总和生育率为1.6,与上一年相比基本保持不变。

2013年,总人口的期望寿命为72.2岁。在2013年预期寿命的16国排名中,拉脱维亚仅高于立陶宛0.1岁,排列第十五位。相比于2000年,2013年的期望寿命增加了2.0岁,13年期间的年均增长率为0.2%。

从20世纪90年代中期到2006年,拉脱维亚的婴儿死亡率和5岁以下儿童死亡率减少了一半,早产或其他围产期的原因导致的死亡率有显著下降。WHO数据显示,2003年拉脱维亚每1000名活产婴儿中,就有14~15名在5岁以前死亡。大幅度的下降之后,2012年婴儿死亡率为7.6‰,2013年5岁以下儿童死亡率仅为8.4‰(表9-1)。该两项指标在中东欧16国家中的排序均为第十三位,明显低于其经济发展水平的序位。

联合国千年发展目标中将改善妇幼健康的目的确定为:在1990~2015年期间,孕产妇死亡率下降75%。对于一些国家,其最近年份的孕产妇死亡率高于1990年水平,如果要实现2015年比1990年水平下降75%的目标,任务是非常艰巨的。这就需要确保孕产妇能够接受充足的保健,加强产前保健和规范住院分娩等工作。

20世纪80年代和90年代,拉脱维亚的孕产妇死亡率上升。90年代开始,为实现千年发展目标,孕产妇死亡率开始快速下降,从1990年的30.3/10万下降为2000年的26.2/10万。16国的序位也是逐步下降,从1990年的倒数第二位上升为2000年的第十三位。2011年该指标继而下降到12.6/10万,序位也随之上升至第九位,并提前达到千年发展目标。有数据显示,1999~2003年,拉脱维亚平均每 22 个孕产妇死亡中,就有 5 个(22.7%)是由于人工流产或自然流产(包括宫外孕)而死亡的,在 WHO 欧洲地区中处于最高水平。改善流产操作和随访是预防这类孕产妇死亡的有效措施。2010 年拉脱维亚产前检查覆盖率(至少一次)达到了 97.3%,由技术熟练的卫生工作者辅助分娩率也高达了 98.8%。这对于提高孕产妇保健水平,有效降低孕产妇死亡率起着极其重要的作用。

表 9-1 1995 年、2000～2013 年拉脱维亚 5 岁以下儿童死亡率和婴儿死亡率情况(‰)

年份	5 岁以下儿童死亡率	婴儿死亡率
1995	23.7	19.4
2000	17.2	14.4
2001	16.0	13.5
2002	15.1	12.9
2003	14.3	12.2
2004	13.4	11.4
2005	12.6	10.7
2006	11.8	10.0
2007	11.1	9.5
2008	10.5	9.0
2009	9.9	8.5
2010	9.4	8.2
2011	9.0	7.8
2012	8.7	7.6
2013	8.4	—

20 世纪 90 年代中期,拉脱维亚曾报道产科、儿科病房内鼠伤寒沙门菌病例暴发,但总体无大规模传染性疾病。以结核病为例,2002 年拉脱维亚该病发病率为 104.0/10 万,患病率为 141.0/10 万;此后发病率逐年下降,患病率仅在 2011～2013 年出现小幅度的回升,2013 年两率均分别下降至 50.0/10 万和 58.0/10 万(表 9-2),在中东欧 16 国中分别为第十四和第十三位的序位。与其经济发展水平序位相比,传染病防治工作略显不足。

包括拉脱维亚在内的三个波罗的海国家,有着相似的人口死亡模式,而且都与酒精政策有着一定的关系。拉脱维亚人爱好烈酒,这就很好解释了死因中的外因,尤其是交通事故带来的死亡。1985 年 6 月,拉脱维亚发生了一场声势浩大的限制饮酒运动,也就是所谓的"戈尔巴乔夫反酗酒运动"。由此,心血管疾病和外因造成的死亡率有所下降。1989 年,全人口死亡率达到一个低点。1991 年经济自由化以后,酒精再次逐渐可及,甚至比 1985 年价格更便宜。由此,1992~1994 年间,酒精导致死亡率增加了 20%,尤其增加了男性的死亡率。尽管如此,从 20 世纪 90 年代中期以后,拉脱维亚全人口总死亡率整体上还是呈现出下降趋势,截至目前下降了 1/4。

表 9-2　2002~2013 年拉脱维亚结核病发病率和患病率情况(/10 万)

年份	发病率	患病率
2002	104.0	141.0
2003	94.0	123.0
2004	84.0	105.0
2005	75.0	90.0
2006	68.0	78.0
2007	62.0	69.0
2008	57.0	63.0
2009	53.0	58.0
2010	51.0	56.0
2011	50.0	56.0
2012	50.0	57.0
2013	50.0	58.0

2012 年的死亡数据分析显示,全人口的粗死亡率为 14.1‰。死亡构成中,比例最高的两项病因是缺血性心脏病(33.0%)和脑卒中(14.9%);死于高血压性心脏病、糖尿病和气管、支气管及肺癌分别占了 4.2%、3.4% 和 3.4%,结肠及直肠癌和心肌病、心肌炎的病例均占到了 2.5%,也不容小觑。

第三节　卫生资源配置

截至 2011 年年底,拉脱维亚全国共有 70 所医院,4658 个诊所,医生 7987 名,病床 12 111 张。每万人拥有医生 39.1 名、护理和助产人员 64 人,牙医 7.2 人,药师 6 人,每万人医院床位 64 张。

1995 年,拉脱维亚的卫生总费用占 GDP 比例仅 5.8%。1996~2012 年间,卫生总费用占 GDP 比值均保持在 6.0%~7.0% 之间。其中最大值出现在 2007 年,数值为 7.0%,之后数年出现小幅波动,2011 年和 2012 年该指标均为 6.0% (表 9-3),在中东欧 16 国中排位第十三。

2012 年政府卫生支出占政府总支出的比例为 8.9%，在中东欧 16 国中排位倒数第三。从 2000～2012 年间，该指标出现了先上升后下降的变化趋势，总体上较 2000 年增长了两个百分点，详见表 9-3。

广义政府支出和个人支出是卫生总费用的主要来源。数据显示，拉脱维亚的卫生总费用中个人支出比例从 1995 年的 33.7% 波动增长至 2001 年的峰值 48.8%，年均增长率为 6.4%。此后在浮动中下降，2006 年出现谷值 35.9%，2012 年又增长至 43.3%。

反之，政府支出比例最低值出现在 2001 年，仅为 51.2%，2006 年该指标增长至最大值 64.1%，2012 年该指标再次下降至 56.7%。详细如表 8-3 所示。该比例在 16 国中位列倒数第三。

表 9-3　2000～2012 年拉脱维亚卫生总费用相关指标（%）

年份	卫生总费用占GDP 的比例	政府卫生支出占政府总支出比例	卫生总费用中个人支出比例	卫生总费用中政府支出比例
2000	6.0	8.7	45.6	54.4
2001	6.1	9.0	48.8	51.2
2002	6.3	9.1	47.9	52.1
2003	6.2	9.3	47.2	52.8
2004	6.5	10.3	43.4	56.6
2005	6.4	10.2	42.9	57.1
2006	6.8	11.4	35.9	64.1
2007	7.0	11.8	39.2	60.7
2008	6.6	10.6	37.8	62.2
2009	6.8	9.3	40.5	59.5
2010	6.5	8.9	40.4	59.6
2011	6.0	8.9	42.9	57.1
2012	6.0	8.9	43.3	56.7

第四节　小　　结

拉脱维亚是中东欧 16 个国家中经济水平中等的国家之一。然而，国家用于卫生事业发展的资源投入却十分有限，卫生事业的筹资力度并未跟上经济发展的步伐。2012 年卫生总费用占 GDP 比例和政府卫生总支出占政府总支出比例两项指标分别排在 16 国中序位倒数第四和倒数第一。政府投入不足必然导致个人医疗经济负担的加重。

拉脱维亚的国民健康现状不容乐观。除了孕产妇死亡率指标排名靠前，与其经济发展水平基本协调外，其余多项健康指标，如期望寿命、婴儿死亡率和5岁以下儿童死亡率均处于中东欧国家的中下序位。

第十章

立 陶 宛

第一节 国家基本情况

1918 年 2 月 16 日,立陶宛宣布独立并建立资产阶级共和国。相继经历了被荷兰、德国占领后,1944 年苏联军队进入立陶宛,立陶宛苏维埃社会主义共和国成立并加入苏联。1990 年 3 月 11 日,立陶宛通过独立宣言宣布脱离苏联独立。1991 年 9 月 6 日,苏联国务委员会承认其独立。

立陶宛位于波罗的海东岸,北接拉脱维亚,东连白俄罗斯,南邻波兰,西濒波罗的海和俄罗斯加里宁格勒州。国土总面积为 6.53 万平方公里(2015 年 3 月)。2011 年 6 月,立陶宛进行了行政区划改革,取消县制,全国改为由 7 个城市、43 个区、8 个自治机构和 2 个疗养区共 60 个地方行政单位构成。

立陶宛是独立的民主共和国,主权属于全体人民,公民权利一律平等。作为议会制国家,立陶宛的议会是国家最高立法机关,能够批准或否决总统提名的总理人选;任命和解除国家领导人的职务;有权弹劾总统,但需经 3/5 以上议员支持。

立陶宛于 1991 年 9 月 17 日立加入联合国,2004 年 3 月 29 日和 5 月 1 日分别加入北约和欧盟。奉行务实的对外政策,重视睦邻友好合作,立陶宛一直致力于扩大在波罗的海地区乃至欧盟的影响力,积极参与国际事务,已先后加入 60 多个国际和地区组织。2007 年 12 月 21 日,立陶宛正式成为申根协议成员国。截至 2013 年 12 月,立陶宛建交国总数为 174 个。2013 年 10 月,立陶宛当选 2014~2015 年度联合国安理会非常任理事国。

2013 年立陶宛人口总数为 301.7 万,其中 15 岁以下青少年占总人口的 15%,60 岁以上老年人口占 21%。2002~2013 年间,人口总数逐年减少,11 年间人口减少了约 40 万人,年增长率为 -1.1%。

自从 1990 年 3 月立陶宛宣布从苏联独立之后,一系列的经济和社会改革政策促其实现平稳的经济增长和稳定的国家秩序。2009年，金融危机对立陶宛经济造成了严重的影响，GDP下降了15%，失业率和政府债务显著增长。经济复苏的迹象始于2011年，2013年立陶宛经济继续保持较快的增长势头，实体经济不断改善，工业产值稳步回升，国内消费快速回暖，出口明显回升，失业率有所下降，通货膨胀率明显降低。2013年，立陶宛国内生产总值折算为美元约合459.7亿美元，人均国内生产总值约合15 541美元，人均国民生产总值约为24 500美元。

第二节　国民健康状况

2012年，立陶宛的出生率为11.2‰，总和生育率为1.5；2013年活产人数约为3.4万，占总人口的1.1%，总和生育率为1.3，略低于上一年。如前所述，2002～2013年人口总数逐年下降，且老龄化程度不断加深。

2013年人口期望寿命为72.1岁，其中男性66岁，女性78岁，差距大于10岁。立陶宛是欧盟在期望寿命上有最大性别差异的国家。从时间趋势变化来看，2000～2012年的12年间，基本维持在71～72岁，没有太大的增减。

从儿童及婴儿死亡率来看，2013年5岁以下儿童死亡率为4.9‰，2012年婴儿死亡率4.4‰。5岁以下儿童及婴儿死亡率在中东欧16国家中，分别位于第五和第六的序位。从2000年以来的趋势来看，两个指标均呈现不断下降的趋势，年均下降率分别为6.5%和6.3%。详细见表10-1。

2013年5岁以下儿童死亡病例的病因分析显示，占比最大的因素是先天性异常，比例高达34%。此外，早产、损伤、新生儿脓毒症和出生窒息是其余4个重要因素，所致死亡病例数分别占15%、12%、11%和9%。

2011年孕产妇死亡率为9.7/10万，在中东欧16国中排列第四。纵向来看，孕产妇死亡率整体上呈现不断下降的趋势，从1990年的25.9/10万下降到2000年18.2/10万，下降了29.7%；截至2011年，共下降了62.5%。

以结核病为例来看传染性疾病的发生情况。2013年结核病发病率和患病率分别为65.0/10万和85.0/10万。在中东欧16国中，序位均为第十五位。整体上呈现逐年下降的趋势，2002年以来，年均下降率分别为3.6%和4.2%（表10-2）。

2013年立陶宛的人口粗死亡率为13.8‰，在27个欧盟国家中排在第二高的位置。分析立陶宛2012年的死因构成，死亡比例远超其他疾病的首要病因是缺血性心脏病,占总死亡人数的34%;其次是脑卒中,占比为13.7%;死于气管癌、支气管癌、肺癌的比例占3.2%;死于肝硬化的比例占3.0%;死于自杀的比例也占到2.9%;死于结肠癌及直肠癌的比例占2.4%。

表10-1 2000~2013年立陶宛5岁以下儿童死亡率和婴儿死亡率情况(‰)

年份	5岁以下儿童死亡率	婴儿死亡率
2000	11.8	9.6
2001	11.3	9.2
2002	10.9	8.9
2003	10.5	8.6
2004	10.3	8.3
2005	9.9	8.1
2006	9.4	7.8
2007	8.8	7.3
2008	8.2	6.6
2009	7.4	6.1
2010	6.7	5.6
2011	6.1	5.0
2012	5.5	4.4
2013	4.9	—

表10-2 2002~2013年立陶宛结核病发病率和患病率情况(/10万)

年份	发病率	患病率
2002	97.0	136.0
2003	93.0	131.0
2004	89.0	124.0
2005	86.0	117.0
2006	83.0	111.0
2007	80.0	107.0
2008	78.0	104.0
2009	76.0	100.0
2010	73.0	97.0
2011	70.0	93.0
2012	68.0	89.0
2013	65.0	85.0

第三节 卫生体系概况

（一）卫生体系介绍

卫生部是立陶宛卫生保健体系管理的主要参与者，承担着制定标准和要求、卫生保健提供者及专业人士资质审核和注册以及资本投资审批等职责。20世纪90年代，卫生部曾经将很多卫生管理职能下放到地方监管当局。立陶宛60个自治市虽从人口规模上差别迥异，既有少于5000人的，也有多于50万人的，但均负责组织提供辖区内的初级卫生保健工作，并开展地区水平的公共卫生活动。

各自治市兼有对辖区内重点综合性医院以及中小型医院的管理权。政府管辖之外的私营企业在口腔保健、整形手术、心理治疗、专科门诊及初级保健服务方面发挥着重要作用，但其作用有限，尤其是住院病人服务方面。

90年代后期，立陶宛卫生保健体系的资金来源由以地方和国家的预算拨款为主转变为一个混合体系，且以国民医疗保险基金为主要资金来源，通过强制参与的国民医疗保险制度来实现。国家卫生保健体系意图服务于全体国民，《医疗保险法》要求所有永久居住的居民，以及合法受聘的非永久居民参与到强制的医疗保险制度中（通常支付应纳税收入的6%～9%）。

强制医疗保险为所有受益方提供一个标准的一揽子福利计划。免费的紧急救助服务惠及所有永久居民，不论其是否缴纳保险。在药品方面，对于医师开出的处方药物，特定的人群组如儿童、退休人员及残障人士，以及某些特定疾病患者，拥有特有的报销资格。其他所有缴纳保险的成年人必须依靠个人现金支出支付所有处方药及非处方药。

几乎国民医疗保险基金的一半来自于国家预算，享受国家投保的特定人群，包括接受退休金或福利金的人群、儿童和老年人、产假期间的妇女及单身父母，占总人口约60%的比例。此外，政府预算还覆盖了长期家庭保健、卫生管理、教育及培训、资本投资及公共卫生服务等，在2010年这些支出占总卫生支出的11%。

21世纪以来，化解经济危机和降低公共赤字的需求影响了政府开支，包括在卫生保健方面的支出。开支削减主要集中于医疗服务提供的支出及药品支出。政府增加对非经济活动人群的投入，从而部分补偿了由于雇佣量减少而带来的国民医疗保险基金收入的降低。

卫生服务的支付是一个组合的支付方式。初级保健主要通过按人头付费、部分按服务项目及绩效付费。门诊服务主要通过病例、诊断性检查的服务费来支付,住院病人按病例计酬的方式,公共卫生则主要通过基于历史的预算进行筹资。大多数卫生服务的领域均存在费用分担机制。自愿医疗保险的作用可以说是微不足道的。

超过 70% 的个人现金支出用于药品购买。部分设备的使用也需要收取费用,其中多数为诊断性检查的费用;然而,事实上部分收费是没有法律依据的。当然,还有部分服务,如针灸疗法、流产、职业健康体检等需要个人直接支付。

立陶宛还曾接受大量国际组织资金援助。自 2004 年起,立陶宛作为成员国加入欧盟结构基金。欧盟曾经在 2004~2013 年间提供超过 15 亿欧元的资金支持。

立陶宛的公共卫生系统由隶属于卫生部的 10 个公共卫生中心及一系列具有不同服务功能,如放射保护、紧急救助、卫生教育、疾病预防、传染病控制、精神卫生、健康监督及公共卫生研究与培训等的专业机构组成。市属公共卫生局则负责公共卫生监控、卫生促进及疾病预防。

初级保健服务由全科医师或初级保健团队负责。各市通过一个或两个模型来管理初级卫生保健体系的整个网络。在集中式模型中,一个初级卫生保健中心管理金字塔形的较小机构。在分散管理模型中,培养全科医师或初级保健团队作为守门员,培养其成为能与国民医疗保险基金签订合约的法人实体。全科医师工作时间内,紧急救助服务通常由全科医师提供;全科医师工作时间以外,则由医院的紧急救助科室负责。专科门诊服务由医院的门诊部、作为独立法人实体的综合诊所或提供私人服务的机构负责。在药品供应方面,立陶宛的药店数量从 1993 年的 465 家增加到 2011 年的 1498 家,其中大部门是私营药店。然而,由于该国药品报销水平一直很低,故也缺乏药品创新途径。

(二)卫生体系改革历程

立陶宛卫生体系的形成经历了多方面的改革发展。

以守门员为方向来培养全科医师是初级卫生保健改革的重要目标。1995年,立陶宛的初级卫生保健发展策略关注于增强及扩展全科医师的服务和提高预防服务。此外,全科医师培训项目及公共基础设施的发展也开始启动。自 2001 年起,病人需要在全科医师或初级保健机构处挂号,2002 年起,全科医师在卫生保健中充当了守门员及协调员的角色。综合初级保健计划、筹资及管理模式的实施由于缺少资金被延误至 21 世纪。

2003～2012 年间，作为卫生保健服务改革的一部分，医院网络开始接受调整。调整始于门诊服务和初级保健的不断扩大，日间保健和日间手术的引进，及长期保健服务的发展。

在精神卫生方面，1990 年的改革主要集中于管理框架及负责协调精神卫生政策部门的组建。2000 年起，发展门诊服务及社区卫生服务，将精神疾病住院服务整合到综合性医院，同时减少专业精神疾病医院等。"精神卫生战略 2007"重点关注通过对患者及保健人员提供有效、合理及循证的精神卫生服务，提升精神卫生水平，同时通过结构基金的支持改善基础设施。

90 年代，药品供应的私有化使药品供应明显改善，同时药品支出增加。由于经济危机的出现，提升药品可及性及削减药价计划在 2009 年被采纳。这同时也导致了个人及公共药品支出的减少。

公共卫生的概念在 1998 年被引入到立陶宛健康项目中，规范公共卫生的主要法律于 2002 年被采用。2007 年，市级公共卫生局建立，以支持卫生促进为职责，并在地方水平监督人口健康状态。10 个公共卫生中心组成的网络经过多次机构改革后，转变为行政管理当局，负责公共卫生、环境安全及传染病的预防和控制。

立陶宛缺乏卫生技术评估的系统应用。从 2013 年起，由欧盟社会基金支持的两个三年项目开始实施，为立陶宛开发卫生技术评估战略。

第四节　卫生资源配置

1990～2011 年间，立陶宛的医院总量呈下降趋势，大多数医院经历整修。到 2010 年，急症保健的床位数降为每十万人 498 个，其中一半的床位是 1992 年就存在的，但这仍然高于欧洲的平均水平。同时，护理床位与老年人家庭床位正逐渐增多。虽然医院住院量不断缩减，但每 100 位居民 22 个床位的配置仍高于波罗的海国家和欧盟国家的平均值。急救医院的平均住院天数从 1992 年的 14.7 天降至 2010 年的 6.4 天，与欧盟平均值持平。

2010 年立陶宛卫生人力 47 000 人，自 1990 年（65 000 人）以来下降了 18%，这主要由于初级保健人员的大幅度减少。2009 年，立陶宛拥有医生总数达 12 191 人，护理和助产人员数共计 24 174 人，牙医共计 2347 人。每万人拥有医生数为 36.1 人，护理和助产人员数为 71.7 人；牙医 7.0 人。医务人员在全国范围内的不均衡分布是严重的问题。即便在某一区域内，密度变化也高达 7 倍，护士与助产士的情况也是相似的。

移民方面调查显示,大约3%的健康专业人士在2004~2010年间离开本国。国家颁布了一系列政策,如提高薪水、增加培训机会、住院医师地位改善及调整专业资格的获取等,以期减少医师从卫生领域或本国的流出。数量不断流失的同时,卫生人力还面临另外一个挑战,即卫生从业人员的不断老龄化。

从卫生总费用占GDP比例来看,2012年卫生总费用占GDP的比例为6.7%。在中东欧16国家中排列序位为第十一。自2000年以来的12年间,该比例起伏变动较大,2004年最小值达到了5.7%,2009年的最大值为7.5%。但是与2000年的6.5%相比,2012年的数值变化并不大,仅0.2个百分点的差距(表10-3)。

从政府卫生支出占政府总支出的比例来看政府对卫生筹资的力度。2012年该比例达到了12.7%,在中东欧16国家中排列序位为第九。纵向来看,2000年该比例为11.6%,12年间的年增长率为0.8%(表10-3)。

表10-3 2000~2012年立陶宛卫生总费用相关指标(%)

年份	卫生总费用占GDP的比例	政府卫生支出占政府总支出比例	卫生总费用中政府支出比例	卫生总费用中个人支出比例
2000	6.5	11.6	69.7	30.3
2001	6.3	12.4	72.7	27.4
2002	6.4	13.9	74.9	25.1
2003	6.5	14.9	76.0	24.0
2004	5.7	11.5	67.6	32.4
2005	5.8	11.9	67.8	32.2
2006	6.2	12.9	69.5	30.5
2007	6.2	13.1	73.0	27.0
2008	6.6	12.8	72.4	27.6
2009	7.5	12.6	72.8	27.2
2010	7.1	12.6	72.9	27.1
2011	6.7	12.7	71.4	28.6
2012	6.7	12.7	70.8	29.2

卫生总费用中个人支出比例2012年为29.2%,在中东欧16国家中,排列序位为第七。2000~2012年的12年间,该比例均较好地控制在30%左右。反之,政府支出比例基本维持在67.6%~74.9%(表10-3)。

第五节 小　结

　　立陶宛卫生资金筹集主要来自国民医疗保险基金,通过强制国民参与的医疗保险制度来实现,即要求所有永久居住的居民以及合法受聘的非永久居民缴纳费用。近半的医疗保险基金来自国家预算,享受国家投保的特定人群占总人口约 60%。健康服务的支付呈现多元化,初级保健主要通过按人头付费、部分按服务项目及绩效支付。门诊服务主要通过病例以及诊断性检查的服务费来支付,住院服务按病例计酬。

　　在卫生筹资总量方面,立陶宛卫生总费用占 GDP 比例在 16 国中偏低,且多年来该比例波动较大。卫生总费用中政府支出比例维持在较高水平,减少了居民不少的经济负担。

　　2009 年的金融危机对立陶宛造成了严重的影响,虽然经济已经复苏,但医疗卫生领域仍不乏问题,如医院总量不断下降,医务人员在全国范围内分布不均衡。此外,健康状况也不尽如人意,期望寿命在 16 国中列于最后一位,结核病的发病率和患病率也居高不下。对卫生体系的评估发现,立陶宛的目标从治疗逐渐转向预防和健康生活方式。初级保健在卫生服务中占据了中心地位。

第十一章

马 其 顿

第一节　国家基本情况

第二次世界大战后，南斯拉夫联邦人民共和国成立。1963 年改称南斯拉夫社会主义联邦共和国。原属塞尔维亚的瓦尔达尔马其顿成为南斯拉夫联邦的组成单位之一，称马其顿共和国。1991 年 11 月 20 日，马其顿结束了作为南斯拉夫社会主义联邦共和国一部分的 45 年历史，和平分裂并独立。1993 年 4 月 7 日，马其顿以"前南斯拉夫马其顿共和国"的暂用名加入联合国，后改国名为马其顿共和国。

马其顿是一个相对较小的欧洲国家，位于欧洲巴尔干半岛中部，西邻阿尔巴尼亚，南接希腊，东接保加利亚，北部与塞尔维亚接壤。国土面积共计 25 713 平方公里（2014 年 8 月）。2004 年 8 月，马其顿议会通过《新行政区划法》，共设 85 个地方行政单位。

1991 年 11 月 17 日，马其顿通过新宪法，规定马其顿是一个主权、独立、民主和福利的国家，议会是国家最高立法机构，议员通过直选产生，任期 4 年；政府是国家权力执行机构；总统以无记名投票方式通过普选产生，任期 5 年，最多不得超过两任。

马其顿对外政策的主要目标是维护国家独立、主权和领土完整；优先领域包括同所有邻国建立和平稳定的关系，优先发展同大国和邻国的关系；致力于加入欧洲联盟（EU）与北大西洋公约组织（NATO）的集体安全体系。截至 2011 年 1 月，马其顿已同 167 个国家建立外交关系。

独立后，马其顿经济深受前南斯拉夫社会主义联邦共和国危机影响，后又因国内安全形势恶化再遭重创。近年来，随着国内外环境的改善和各项改革措施的推进，马其顿经济有所恢复和发展。其经济改革的重点是全面建立市场经济结构，包括解除管制、将必要的私有化趋势引入公共领域、国际贸易自由化等。2013年国内生产总值达102.2亿美元,国内生产总值增长率为3.1%。同年的人均GDP为4851美元,人均国民生产总值11 520美元。

第二节 国民健康状况

2012年马其顿总人口的粗出生率为10.8‰,总和生育率为1.4;据WHO统计数据显示,2013年活产人数约2.3万,约占总人口的1.1%,该年的总和生育率为1.4,与上一年相比基本保持不变。

2013年马其顿人口总数达210.7万,其中15岁以下青少年比例占16.7%,60岁以上老年人口为18.0%。纵观2002～2013年人口数据变化可见,人口总数逐年增长,11年来总人口增长3.3万人,年增长率约为0.1%。

2002～2013年马其顿在人口总数逐年增长的同时年龄结构有所变化。15岁以下青少年人口比例逐年下降,总体下降了4.6%,年增长率为-2.2%;而60岁以上人口比例则逐年上升,总体增长了3.0%,年增长率为1.7%。可见马其顿的"老龄化"正在不断加深。

马其顿共和国男女平均期望寿命由1991年的71.3岁增长到了2004年的74.0岁。然而,这个数值仍然远低于西欧国家,比2004年欧盟平均水平78.5岁低了4.5岁。2013年,人口期望寿命增长为75.2岁,较2004年增长幅度为1.2岁。然而与同样从前南斯拉夫社会主义联邦共和国独立的其他国家相比,罗马尼亚2013年的期望寿命并无优势可言,尽管略高于黑山(74.8岁)和塞尔维亚(74.1岁),但远低于克罗地亚(77.0岁)和斯洛文尼亚(79.6岁)。

2013年5岁以下儿童死亡率和2012年婴儿死亡率分别为6.6‰和6.5‰,在中东欧国家中分别位于第九和第十二。较2000年分别下降了约58.8%和54.2%,下降趋势明显(表11-1)。

2013年5岁以下儿童死因构成分析显示,导致当年儿童死亡比例最高的危险因素是早产,所占比例高达51%;先天性异常、出生窒息和急性呼吸道感染也是重要因素,死于其的儿童数分别占到了死亡病例总数的15%、7%和6%。

2011年,马其顿的产妇死亡率为13.9/10万,在16个中东欧国家排序中位列第十一位。在1990年19.8/10万的基础上,整体上以年均增长率为-1.7%的趋势在下降。

虽然2011年由技术熟练的卫生工作者辅助分娩率高达99.7%,但是从目前仍然较高的孕产妇死亡率来看,马其顿仍需致力于降低孕产妇死亡的危险性。

表 11-1　2000～2013 年马其顿 5 岁以下儿童死亡率和婴儿死亡率情况（‰）

年份	5 岁以下儿童死亡率	婴儿死亡率
2000	16.0	14.2
2001	15.2	13.4
2002	14.5	12.8
2003	14.2	12.6
2004	14.0	12.4
2005	13.7	12.1
2006	13.2	11.6
2007	12.5	10.9
2008	11.8	10.3
2009	11.0	9.6
2010	9.9	8.7
2011	8.6	7.5
2012	7.4	6.5
2013	6.6	—

　　鉴于政策的干预效果，马其顿的传染病呈现明显的下降趋势，以结核病为例来看，2013 年结核病发病率为 17.0/10 万，患病率为 25.0/10 万，该指标均在中东欧 16 国家中位于前五的位置。自 2002 年以来马其顿结核病的发病率和患病率均呈现出总体下降的趋势，两项指标的年均下降率分别为 7.1% 和 6.4%，下降速度超过了多数中东欧国家（表 11-2）。

表 11-2　2002～2013 年马其顿结核病发病率和患病率情况（/10 万）

年份	发病率	患病率
2002	38.0	52.0
2003	39.0	53.0
2004	36.0	46.0
2005	33.0	42.0
2006	31.0	39.0
2007	29.0	36.0
2008	25.0	28.0
2009	25.0	31.0
2010	21.0	25.0
2011	18.0	21.0
2012	19.0	25.0
2013	17.0	25.0

马其顿的疾病流行模式与其他欧洲国家类似。心血管疾病、癌症、精神健康问题、伤害和暴力，以及呼吸系统疾病是影响发病率和死亡率最重要的因素。2012 年马其顿的人口死亡率为 9.3‰。该年的死亡数据分析结果显示，死亡比例最高的三大病因是脑卒中（20.9%）、心肌病及心肌炎（18.6%）和缺血性心脏病（11.7%）；其次，死于气管癌、支气管癌、肺癌的比例为 4.7%；死于糖尿病的比例占 4.1%；死于高血压性心脏病的比例占 3.2%；在死亡病例中，死因为结肠癌及直肠癌的比例占 2.5%；死因为胃癌的比例占 2.1%；死因为慢性阻塞性肺疾病的比例占 1.9%；死因为乳癌的比例占 1.8%。

第三节　卫生体系概况

由于地区局势不稳定带来的诸多无法预料的障碍，比如北约战争、2001年的内乱，因此改革的实施一直面临着频繁的政治变化。独立以来，前南斯拉夫马其顿共和国共经历了 5 位总理和 13 届政府，期间前后共任命了 10 位卫生部长，这使卫生政策的连续性面临着挑战。

独立后，该国在卫生保健领域的一系列改革围绕 3 个目的展开：维持卫生系统对全民的全面可及性、改善卫生服务质量，以及提高卫生筹资的可持续性。改革的 3 个目标为：通过改善基本卫生服务的可及性及其质量，以提高全民的健康水平；通过增加卫生服务供给效率，以促进成本效益及财政的可持续性；改进患者在卫生系统内的选择权。现在该国已建立起覆盖全民、受益内容全面的强制健康保险系统。虽然卫生领域的许多改革都成功地给卫生部门带来了积极的变化，但也面临着诸多挑战。

1991 年以前，马其顿社会主义联邦共和国卫生系统的特征是高度分散管理，因此其独立时的卫生系统是由相互独立及自我管理的社区组成；卫生服务提供系统归 30 个自治市和首都斯科普里分别所有和管理；需要大规模资本投资的项目由中央负责统一协调。该系统的筹资管理工作主要在市一级进行，中央筹资基金为那些收入不足以提供卫生服务的市提供资金补助。

1991 年 8 月的卫生保健法奠定了该国卫生系统的基础，它规定了卫生系统的组织结构。政府和卫生部负责卫生政策的制定和执行，健康保险基金负责保费的筹集和管理，卫生保健机构负责提供服务。卫生保健机构的范围包括了初级卫生保健的卫生站和卫生中心、二级的专科咨询门诊和住院部、三级的大学门诊和学院，科研和教育活动在三级机构进行。卫生部和财政部轮流担任健康保险基金管理委员会主席；地方自治部担负起部分的初级卫生保健职责；专业委员会负责监督职业标准；医学协会制定新临床指南；国防部负责监管部队医院，为军事人员提供卫生服务；劳动和社会事务部除了要保障工人的卫生保健权利外，还负责为贫困、失业人群和依靠养老金生活的人缴纳健康保险费用。

依据卫生保健法和健康保险法，该国建立起以平等、团结、互惠和覆盖全民为核心的强制健康保险系统。交纳的保险费是卫生部门的主要资金来源，但卫生筹资总额并不是很充足。2004 年，保险费占所有筹资的 95% 以上，约 90% 以上的健康保险基金支付了卫生服务提供的费用，剩下的 6.5% 用于现金偿付参保人，还有 2.2% 用于健康保险基金的管理费用，只有 0.7% 用于对卫生部门的投资。由于独立后削减了对卫生 40% 的公共投入，导致用于卫生保健服务、医药品和其他易耗品的资金短缺，从而拖欠了大量提供者和商业债权人的债务；中央预算对疾病预防项目提供的资金不能兑现，也导致健康保险基金积累了巨大的赤字。

前南斯拉夫马其顿共和国独立以来，开始在卫生保健领域进行一系列改革举措。许多改革措施非常成功，给卫生部门带来了积极的改变。例如初级卫生保健中引入按人头付费制改善了医生的工作满意度和服务的供给状况；卫生部的关注使新生儿死亡率下降了；建成了一所药品信息中心；在初级卫生保健领域对相关人员进行合理开处方药的培训；国际药品采购竞争投标程序的采用有效地降低了 30%～40% 的所购药品的价格；为加强公共部门的管理能力，实施了重点集中于全面提高预算管理能力的国内和国际项目。

尽管卫生领域取得了一些进步，但依然面临大量的挑战。卫生系统需要克服的问题包括解决卫生部门和健康保险基金偿付能力十分有限，以及大量财政赤字的问题；解决加强医学继续教育和应对卫生从业人员士气低落的问题；解决药品和住院服务费用昂贵的问题；解决卫生保健机构的合理化配置、改善卫生机构的基础设施问题；解决因初级卫生保健服务质量差导致患者满意程度低而向上级医疗机构转诊比例高的问题；解决初级卫生保健部门的医疗人员过剩的问题。

改革内容包括重新审核内容全面的基本保险受益包，以及是否引入两种基本保险受益包，如针对全民的基本保险受益包，以及共付比例较高但可任选的保险受益包。

对卫生保健机构进行私有化的改革，私立初级卫生保健诊所的数量日益增加，所有牙科诊所都已经私有化，药房也处在私有化进程中；启动了有关供方补偿机制的改革，已在初级卫生保健中引入了按人头付费制、对住院保健采用年总额预算分配制和为二级卫生服务部门引入了按诊断相关组（DRGs）付费制；改革加强药品部门的立法，包括建立完善的药品采购程序，促进合理开处方药的业务；合理配置卫生服务提供机构，优先改善初级卫生保健部门，引入将卫生中心的功能划分为初级卫生服务和专科门诊服务两部分的改革；解决卫生人力供给过剩的问题，减少医学院的招生人数，并加强人力资源规划和培训；改革加强卫生部和健康保险基金的管理能力，尤其是改革卫生保健机构的财务管理方法。

第四节　卫生资源配置

2009 年，马其顿医生总数达 5364 人，护理和助产人员数共计 1250 人。平均每万人拥有医生数为 26.3 人，护理和助产人员数 6.1 人。

据 WHO 数据显示，2012 年，马其顿卫生总支出占 GDP 的 7.1%（表 11-3），在 16 个中东欧国家中的序位为第九，远低于大多数其他前南斯拉夫国家和欧盟国家。2000～2012 年该指标波动中呈现出下降趋势，年均下降率为 2.7%。

表 11-3　2000～2012 年马其顿卫生总费用相关指标（%）

年份	卫生总费用占 GDP 的比例	政府卫生支出占政府总支出比例	卫生总费用中政府支出比例	卫生总费用中个人支出比例
2002	9.3	13.6	59.0	41.0
2003	9.3	14.5	58.7	41.3
2004	8.7	14.8	59.7	40.3
2005	8.1	13.7	61.9	38.1
2006	7.8	15.4	65.1	34.9
2007	7.0	14.1	65.1	34.9
2008	6.9	14.0	69.0	31.0
2009	6.9	13.6	66.9	33.1
2010	7.0	13.5	63.8	36.2
2011	6.9	13.7	63.6	36.4
2012	7.1	13.6	64.1	35.9

2012 年，政府卫生支出占政府总支出的比例达到了 13.6%，排在 16 国中的第六位。2000～2012 年间指标总体起伏波动，最大值为 2006 年的 15.4%，最小值为 2010 年的 13.5%（表 11-3）。

卫生总费用中个人支出比例虽有起伏波动，但总体上呈现了下降的趋势。

从 2002 年的 41.0% 下降到 2008 年的最低值 31.0%。随后几年又有所增长，2012 年数值达 35.9%，在中东欧 16 国的序位为第十一位（表 11-3）。

可以看出，马其顿居民的个人自付医疗保健支出并不低，在中东欧 16 国中属于第六高的序位。自 2002 年以来的 10 年间，随着政府支出比例有所增长，个人支出比例略有下降，但是幅度并不大（表 11-3）。

第五节 小 结

马其顿政府和卫生部负责卫生政策的制定和执行，健康保险基金负责保费的筹集和管理，卫生保健机构负责提供服务。强制健康保险系统以平等、团结、互惠和覆盖全民为核心。交纳的保险费是卫生部门的主要资金来源，然而保险基金总额不足是一个严重的问题。马其顿在卫生保健领域进行了系列改革，并取得很大成功。

受前南斯拉夫联邦危机以及国内安全形势的影响，马其顿经济发展阻力颇多，在中东欧地区经济水平处于末位。但相对之下，国家及政府卫生事业的投入略微领先于经济的发展，其卫生总费用占 GDP 的比例以及政府卫生支出中政府支出的比例在 16 国中的排位均高于其 GDP 的排位；但卫生总费用中政府支出的比例并不高，因而可能加重居民医疗费用的经济压力。

马其顿的国民健康水平基本处于中下水平。期望寿命、5 岁以下儿童死亡率、婴儿死亡率、孕产妇死亡率等指标均处于较差的状态，但传染病的预防控制效果显著。

第十二章

黑　山

第一节　国家基本情况

1945 年，南斯拉夫人民赢得了反法西斯战争的胜利。同年 11 月 29 日，南斯拉夫联邦人民共和国宣告成立，并于 1963 年改称南斯拉夫社会主义联邦共和国。1992 年 4 月 27 日，塞尔维亚与黑山两个共和国联合组成南斯拉夫联盟共和国。2003 年 2 月 4 日，南斯拉夫联盟共和国更名为塞尔维亚和黑山。2006 年 5 月 21 日，黑山就独立问题举行全民公决并获通过。同年 6 月 3 日，黑山议会正式宣布独立。6 月 28 日，黑山加入联合国。

黑山位于欧洲巴尔干半岛中西部，东南与阿尔巴尼亚、东北部与塞尔维亚相连，西北与波黑和克罗地亚接壤，西南部地区濒临亚得里亚海东岸。国土面积总和 1.38 万平方公里（2014 年 3 月），全国共划分为 21 个行政区。

议会作为黑山的国家立法机构，实行一院制。议员通过直选产生，任期 4 年。政府是国家权力执行机构。在司法机构上设宪法法院、最高法院、行政法院、上诉法院、经济法院、中级法院和初级法院。

黑山将融入欧洲—大西洋一体化进程作为首要战略目标，重视发展同大国的关系，奉行睦邻友好政策，致力于促进地区和平与稳定。2008 年年底，黑山正式申请加入欧盟。2009 年年底，欧盟免除黑山公民申根签证。2010 年12 月，黑山获得欧盟候选国地位，并于 2012 年 6 月正式启动入盟谈判。截至2013 年 11 月，黑山已同 166 个国家建立外交关系。

WHO 统计数据显示，2013 年黑山人口总数达 62.1 万，其中 15 岁以下青少年占总人口的 19%，60 岁以上老年人口占 19%。从 2002～2013 年的人口数据看，黑山的人口总数虽然逐年增加，但是变化并不明显。11 年间，总人口增长了 0.9 万人，年增长率为 0.1%。

黑山经济对外依存度高，旅游、建筑等产业是黑山经济重要的组成部分。

旅游业是黑山国民经济的重要组成部分和主要外汇收入来源。近年来,黑山对外经济贸易活动逐渐活跃,外贸额稳定上升。2012年黑山国内生产总值(GDP)为34.6亿美元,同年的人均国民生产总值为13 760美元,通货膨胀率为3.6%,失业率为12.9%。2013年人均国民生产总值为14 600美元,增长率为6.1%。

第二节 国民健康状况

2012年黑山的人口粗出生率为11.8‰,总和生育率为1.7;2013年活产人数为7200人,占总人口的1.15%,该年的总和生育率为1.7,与上一年相同。2002~2013年波黑的人口总数逐年下降的同时,年龄结构也发生了明显变化,15岁以下青少年人口比例逐年下降,年增长率为-0.9%;相反,60岁以上人口比例则是逐年上升,年增长率为1.1%(表12-1)。虽然60岁以上老年人口的比例没有超过20%,但依然可见黑山的老龄化程度正在不断加深。

表12-1 2002~2013年黑山人口总数、15岁以下及60岁以上人口比例

年份	人口总数(千)	15岁以下人口比例(%)	60岁以上人口比例(%)
2002	612	20.7	16.9
2003	613	20.5	16.7
2004	615	20.3	16.6
2005	616	20.1	16.5
2006	617	20.0	16.6
2007	618	19.9	16.8
2008	619	19.8	17.1
2009	619	19.6	17.4
2010	620	19.5	17.9
2011	621	19.3	18.2
2012	621	19.0	18.6
2013	621	18.8	19.0

2013年,黑山期望寿命为74.8岁。纵向年份来看,1990年以来黑山的平均期望寿命变化不大,基本稳定在73.5~75岁之间。

2013年,黑山5岁以下儿童死亡率下降为5.3‰,与2000年相比下降了约60%,年增长率为-7.0%。在中东欧16国中排位为第七。2012年婴儿死亡率为5.5‰,12年间的年均增长率为-6.6%,下降趋势明显。然而,该指标在中

东欧 16 国中排位仅为第八,且仍然高于欧盟的平均水平 4.75‰(表 12-2)。

从世界卫生组织 5 岁以下儿童的死亡病例的病因分析可见,2013 年死亡病例中,出生窒息和早产导致死亡的比例最高,所占比例分别为 41% 和 30%;先天性异常、急性呼吸道感染、新生儿脓毒症和损伤也是 4 个重要因素,死于其的儿童数分别占到了 8%、5%、2% 和 1%。

表 12-2　2000～2013 年黑山 5 岁以下儿童死亡率和婴儿死亡率情况(‰)

年份	5 岁以下儿童死亡率	婴儿死亡率
2000	13.7	12.5
2001	13.2	12.1
2002	12.5	11.6
2003	11.8	11.0
2004	11.1	10.3
2005	10.4	9.7
2006	9.6	9.1
2007	8.9	8.3
2008	8.1	7.7
2009	7.5	7.1
2010	6.8	6.4
2011	6.2	6.0
2012	5.7	5.5
2013	5.3	—

2011 年,黑山的孕产妇死亡率为 15.7/10 万。在中东欧 16 国中,排位仅为第十三位。纵向年份来看,1990～2000 年 10 年间该指标变化并不大,从 33.7/10 万到 33.9/10 万,略有上升,在 16 国中的排序也从第十二位下降为第十四位;到 2011 年该指标下降幅度显著,降至 15.7/10 万。众所周知,孕产妇死亡率下降不仅得益于产前保健服务的利用,由技术熟练的卫生工作者辅助分娩也是重要的影响因素。2009 年波黑由技术熟练的卫生工作者辅助分娩率高达 99.5%。这与 2000 年以来黑山孕产妇死亡率大幅度下降有着一定的关系。

以结核病为例来看近年来黑山传染性疾病的发病情况。2013 年黑山的结核病发病率和患病率分别为 21.0/10 万和 25.0/10 万。自 2005 年以来,上述两项指标均呈现出不断下降的趋势,年均下降率分别为 4.8% 和 5.7%(表 12-3)。

表 12-3　2005～2013 年黑山结核病发病率和患病率情况（/10 万）

年份	发病率	患病率
2005	31.0	40.0
2006	29.0	36.0
2007	27.0	33.0
2008	24.0	31.0
2009	22.0	29.0
2010	20.0	26.0
2011	20.0	25.0
2012	20.0	25.0
2013	21.0	25.0

2012 年黑山的人口死亡率 2.1‰，自 2003 年以来的 10 年来，人口死亡率基本没有变化，维持在 2.1‰。据 WHO 死亡数据分析，2012 年导致黑山人口死亡的因素中，所占比例最高的就是缺血性心脏病（占 20.8%，下同）、脑卒中（19.7%）和心肌炎及心肌病（16.1%）；死于气管癌、支气管癌、肺癌占到的比例为 5.8%；结肠癌及直肠癌、糖尿病和自杀所占比例分别为 2.7%、2.0% 和 2.0%。可见，慢性病非传染性疾病成为黑山人口死亡的主要因素。

第三节　卫生资源配置

2009 年，黑山拥有医师数 1310 人，护理和助产人员总数为 3480 人，牙医 36 人；每万人拥有医生 21.0 人，护理和助产人员 55.8 人，牙医 0.6 人。2012 年，全国共有各类医院 120 所，病床 3918 张，医生 1383 名。

2010 年波黑的卫生总支出占 GDP 的比例为 9.1%，在中东欧 16 国中排序为前三位。2000～2012 年间该指标波动中略有上升，总体上年增长率达到了 2.9%（表 12-4）。

2010 年政府卫生支出占政府总支出的比例为 13.6%，作为体现政府对卫生支持力度的重要指标，黑山政府对卫生事业的支持力度在中东欧 16 国中排位为第六位。纵向年份来看，2000～2010 年间指标总体呈现出了浮动增长的趋势，10 年间的年增长率仅为 -2.1%（表 12-4）。

2010 年，黑山卫生总费用中个人支出比例为 32.8%。作为个人卫生费用负担体现的重要指标，黑山个人支出比例在中东欧 16 国中排在第七高的序位，可见负担适中。纵向年份来看，2000～2010 年间，波黑的卫生总费用中个人支出比例起伏波动，但基本维持在 27.0%～32.8%。相反的，政府支出比例 2010 年为 67.2%，2000～2010 年基本维持在 67.2%～73.0%。10 年间的年增长率为 −0.3%（表 12-4）。

表 12-4 2000～2010 年黑山卫生总费用相关指标（%）

年份	卫生总费用占 GDP 的比例	政府卫生支出占政府总支出比例	卫生总费用中政府支出比例	卫生总费用中个人支出比例
2000	7.9	16.9	69.1	30.9
2001	8.9	16.9	70.5	29.5
2002	9.0	16.9	68.6	31.4
2003	9.6	17.7	73.0	27.0
2004	9.1	16.9	71.9	28.1
2005	9.1	14.3	69.2	30.8
2006	8.6	13.6	68.0	32.0
2007	7.8	13.6	69.2	30.8
2008	8.0	13.6	70.4	29.6
2009	9.4	13.6	71.3	28.7
2010	9.1	13.6	67.2	32.8

第四节 小 结

黑山是中东欧国家中经济相对不发达的国家之一。虽然人均国民生产总值处于中东欧国家的末位，但卫生总费用占 GDP 比例却排在前三位。黑山政府对卫生事业的支持力度在中东欧 16 国中也排在中间位置，个人卫生总费用的经济负担也较为适中。

在国民健康方面，黑山的成绩并不突出。人口老龄化状况不断加剧，期望寿命、5 岁以下儿童死亡率和婴儿死亡率等指标均在中东欧国家中处于中等及偏下水平。

第十三章

波　兰

第一节　国家基本情况

波兰国家起源于西斯拉夫人中的波兰、维斯瓦、西里西亚、东波美拉尼亚、马佐维亚等部落的联盟。公元9～10世纪建立封建王朝,14～15世纪进入鼎盛时期,18世纪下半叶开始衰落。1772年、1793年和1795年三次被沙俄、普鲁士和奥匈帝国瓜分,1918年11月11日恢复独立。第二次世界大战后,波兰共和国建立,后改名为波兰人民共和国。1989年12月29日,议会通过宪法修正案,改国名为波兰共和国,并将5月3日定为国庆日。

1997年10月生效的新宪法确立了三权分立的政治制度,规定:众议院和参议院拥有立法权,总统和政府拥有执法权,法院和法庭行使司法权;武装力量在国家政治事务中保持中立。总统在大选中选出,任期5年。总理和部长理事会(内阁)由总统任命。

无论从国土面积还是人口来看,波兰都是中东欧最大的国家。

波兰位于欧洲中部,西与德国为邻,南与捷克、斯洛伐克接壤,东邻俄罗斯、立陶宛、白俄罗斯、乌克兰,北濒临波罗的海。国土总面积达312 679平方公里(2015年3月)。行政区划上分为三级区域进行管理和自治:最低级别为乡,然后是县和省,全国共设16个省,314个县,2479个乡。

WHO统计数据显示,2013年波兰人口总数达3821.7万,其中15岁以下青少年占总人口的14.3%,60岁以上老年人口占21.1%。2002～2013年的人口数据显示,总人口数呈现下降趋势,年增长率远不足0.1%。

1989年剧变后,"休克疗法"导致波兰的经济一度下滑。1992年起经济止跌回升,波兰逐步成为中东欧地区发展最快的国家之一。加入欧盟后,波兰的经济发展更是突飞猛进,2007年的增幅达6.5%。公共财政赤字持续增加、劳动人口大量流失、失业率较高等问题较突出。2009年受国际金融危机的影响,经济明显下滑,但仍好于欧盟多数国家,成为欧盟内唯一实现正增长的国家。2010年起,经济继续增长,居欧盟前列。世界银行和国际金融公司联合发布的《2013年营商环境年度报告》指出,波兰是自2005年来致力于营商环境改善速度最快的欧盟经济体。在2013年的人均国民生产总值排序中,波兰排在了中东欧16国中的第六位。2014年,波兰国内生产总值(GDP)达到5522亿美元,人均GDP为14 329美元。

第二节　国民健康状况

2012年波兰的出生率为10.8‰,总和生育率为1.4。2013年活产人数约41.3万,占总人口的1.1%,总和生育率与上一年基本持平。

2002~2013年波兰人口总数呈现下降趋势,年龄结构也发生了明显变化,15岁以下青少年人口比例逐年下降,年增长率为−1.7%,2013年15岁以下人口所占比例达到了14.9%;相反,60岁以上人口比例则是逐年上升,2002~2013年的年增长率达2.0%。2013年60岁以上人口所占比例达到了21.1%(表13-1)。可见,波兰人口老龄化的进程不断加快。

表13-1　2002~2013年波兰人口总数、15岁以下及60岁以上人口比例

年份	人口总数(千)	15岁以下人口比例(%)	60岁以上人口比例(%)
2002	38 281	18.0	16.9
2003	38 250	17.4	16.9
2004	38 225	19.1	17.0
2005	38 206	16.9	17.2
2006	38 194	16.4	17.4
2007	38 189	16.0	17.8
2008	38 190	15.4	18.3
2009	38 194	15.2	18.8
2010	38 199	15.0	19.3
2011	38 205	14.9	19.9
2012	38 211	14.9	20.5
2013	38 217	14.9	21.1

波兰人健康水平在20世纪90年代的转型期得到提升。2009年平均期望寿命为75.7岁,女性80.2岁,男性71.6岁。但与西部欧盟国家相比,仍存在较大差距。2013年平均期望寿命为76.4岁,在中东欧国家中处于领先(位列

第五)，却远低于英国(80.5 岁)、法国(81.8 岁)和德国(80.7 岁)等西欧国家。

从儿童和婴儿死亡率来看，2013 年 5 岁以下儿童死亡率 5.2‰，与 2000 年相比总体下降了约 44%，年增长率为 −4.4%。2012 年婴儿死亡率为 4.2‰，2000～2012 年的年增长率为 −5.1%(表 13-2)，自 2011 年起，婴儿死亡率指标即已低于欧盟平均水平 4.75‰。

据 WHO 2013 年 5 岁以下死亡儿童病因分析显示，先天性异常和早产是所有死亡比例中所占比例最高的，分别占到了总数 37% 和 35%；出生窒息、损伤、急性呼吸道感染和新生儿脓毒症也是 4 个占据比例较高的因素，比例分别达到了 6%、4%、4% 和 3%。

表 13-2　2000～2013 年波兰 5 岁以下儿童死亡率和婴儿死亡率情况（‰）

年份	5 岁以下儿童死亡率	婴儿死亡率
2000	9.3	8.1
2001	8.8	7.6
2002	8.4	7.3
2003	8.1	7.0
2004	7.8	6.7
2005	7.6	6.5
2006	7.3	6.3
2007	7.0	6.1
2008	6.7	5.8
2009	6.2	5.4
2010	5.8	5.1
2011	5.5	4.6
2012	5.3	4.3
2013	5.2	—

2011 年，波兰的孕产妇死亡率为 10.7/10 万，在中东欧 16 国中排位为第六。1990 年以来的 21 年间，该指标从 30.2/10 万下降为 2000 年的 19.0/10 万，再到 2011 年的 10.7/10 万，总体下降了 64.6%，年增长率为 −4.8%，下降趋势明显。孕产妇死亡率下降不仅得益于产前保健服务的利用，由技术熟练的卫生工作者辅助分娩也是重要的影响因素。2010 年波黑由技术熟练的卫生工作者辅助分娩率高达 99.8%。但是，不难发现 2010 年波兰的剖宫产率竟然高达 33.7%，这仍是一个亟须强化控制的因素。

以结核病为例来看波兰传染性疾病的发病情况。近年来，无论从新发病例还是现患病例情况,波兰的结核病疫情并不十分严重。2013 年结核病发病率为 22.0/10 万,患病率为 27.0/10 万。2002～2013 年的 12 年间,发病率和患病率均逐年下降,年均下降率分别达到了 2.4% 和 2.8%(表 13-3)。

表 13-3 2002～2013 年波兰结核病发病率和患病率情况(/10 万)

年份	发病率	患病率
2002	29.0	37.0
2003	28.0	35.0
2004	27.0	34.0
2005	26.0	33.0
2006	25.0	32.0
2007	24.0	31.0
2008	23.0	30.0
2009	23.0	29.0
2010	22.0	28.0
2011	22.0	28.0
2012	22.0	28.0
2013	22.0	27.0

2013 年,波兰的人口死亡率为 10.5‰。2012 年的死亡数据分析显示,死亡人口数远超其他疾病的两大病因是缺血性心脏病(23.8%)和脑卒中(17.2%);死于气管癌、支气管癌及肺癌的为 6.2%;死于慢性阻塞性肺疾病的为 3.2%;死于结肠癌及直肠癌的占 3.0%;在死亡病例中,死因为下呼吸道感染、高血压性心脏病、肝硬化和自杀的分别占 2.7%、2.5%、2.1% 和 2.1%。

从人口出生率降低到死亡率下降,加之期望寿命的增加,必然会导致未来几十年内,波兰老龄化问题持续加重。由此带来的医疗服务需求增加,将会对波兰经济和结构产生巨大的影响。

第三节 卫生体系概述

波兰卫生服务体系的监督、管理和筹资功能由卫生部、国家卫生基金、地方自治政府 3 个不同的机构承担。卫生部负责卫生政策的制定、资金投入、医学科研和教学,其管理职能只限于政府直接筹资的卫生保健机构。国家卫生基金的主要任务是为参保人的卫生服务筹资。作为系统中的唯一支付者,国家卫生基金还负责与公共和非公共服务提供者建立医疗服务协议。国家卫生基金的财务状况由财政部负责监督,整体运行状况则由卫生部负责监督。每一级自治政府的卫生部门则负责 3 个领域的工作,包括制定本区域的卫生战略与规划、健康促进以及管理公共卫生机构。

医疗保险缴费主要由社会保险协会和农业社会保险基金两大社会保险机构负责,并转移到中央医疗保险基金。除此之外,还有许多顾问机构对卫生部提供医疗方面的技术支持。比如成立于 2005 年的波兰卫生技术评估机构就提出了将卫生保健服务纳入保障服务及其筹资水平和方法,最终为卫生部采纳。

卫生标准监管职能委托给了卫生督查组;其他任务如健康促进和预防则转移到区域自治政府。区域自治政府作为公共卫生保健提供者的创建者,在特定环境下,也有权将这些任务转移至商业公司。由于区域自治政府的卫生保健水平各不相同,增加了系统协调的困难性,因此波兰一直呼吁省级政府增加对区域自治等较低级别政府在卫生保健行动的协调。

波兰拥有公共和私人相结合的混合卫生服务筹资体系,自 1989 年以来,波兰医疗筹资绝对水平和结构发生了巨大变化,但是卫生总费用占 GDP 份额一直保持相对稳定。公共筹资来源于社会健康保险基金,用于国家、省、县、乡各级政府部门的预算支出,由国家卫生基金会进行管理。筹资的第二大重要来源则是国家财政预算,第三是区域自治政府财政预算。私人卫生筹资在波兰的作用要大于其他欧盟成员国,主要来自现金支付。除了上述三项正式公共卫生筹资途径外,波兰的非正式卫生支出也非常广泛,但是随着反腐措施的大力施行,非正式支出范围也在逐渐缩小。自愿医疗保险在筹资中发挥的作用有限,主要在职业卫生范围内由雇主以医疗缴费的形式提供。

波兰的健康保险在一定程度上属于强制执行,对于部分没有覆盖的特殊人群,他们的保险基金直接由国家通过税收投入。总体上,波兰的强制性医疗保险覆盖了 98% 的人群,有力保障了人们能够享有广泛的医疗服务。当然,由于国家卫生基金筹资来源有限,这也就意味着政策规定的保障权利并不一定总是能够享受得到的。作为卫生系统中的唯一支付方,国家卫生基金只能积极应对,除了药物、医药产品和辅助医疗设备、疗养、特定牙科治疗及材料之外,其他服务的成本分担能力均非常有限。

医疗保险缴费以扣税的形式缴纳,完全由雇员承担。特定年度内,86% 的缴费额可直接从税费中扣除。自 21 世纪以来,缴费率逐年上涨。国家卫生基金总部将收缴的费用集中起来,然后分配相应额度给各省各基金分支机构。各基金分支机构资金分配比例则依据该地区被保险人的人数、年龄和性别,按照政府每年制定的特定算法计算并决定。通过签订卫生服务协议，基金分支机构将预算资金分为不同类型的服务。所有符合特定标准的医疗服务提供者通过竞争，与国家卫生基金签订医疗服务协议。除了初级服务和购买医疗设备以外，其他服务均通过竞标，或是较少使用的谈判方式达成协议。最终提供者获得资金多少取决于其提交至国家卫生基金的投标。即便在同一个省，不同的提供者也可能获得不同的资金。

支付机制则根据服务水平和服务类型有所不同。初级服务采取按人头付费的机制，二级门诊服务、牙科服务和特定公共卫生项目则采取按服务项目付费的方式。公共卫生项目基本从国家财政预算中支付。自2008年起住院服务已经采取了类似按病种付费的方式，2011年该方式也延伸到某些特定的门诊服务。大部分急诊服务按日付费，由国家财政预算支出。

21世纪起，非公立医院不断增加，从2000年的38家到2009年228家，这主要缘于公立医院转变为商业公司。由于大部分私立医院都是在1999年以后创建的，因此通常这些医院的设备状态较好，维修费用较低。大部分门诊服务由私立医院提供，大部分住院病床是公立医院提供的。区域自治政府是医院的主要投资来源，国家财政预算资金也占一定的地位，主要用于执行与欧盟共同资助的项目。理论上来说，与国家卫生基金签订协议中也会规定给医院的装修、扩建和设备更换的资金，但是除了经常性支出外，用于基建投资的钱就微不足道了。

初级保健医生一般是卫生服务的入口，指导患者是否需要接受更复杂的服务。在每个服务水平上，患者都有权利选择协议服务的提供者。如果要进行专科医学保健，则需要转诊，某些特定专科（比如妇科）或特定情况（比如结核病治疗）除外；治疗机构（诊所或药房）进行医学操作，提供门诊保健（初级服务和专科服务）；公立机构的牙科保健非常有限，还要受到成本分担的限制，最高端的治疗手段和材料只在私立机构才有；大部分医院提供不同专业的医疗服务，专科医院相对较少。日间护理一般在门诊得到处理。波兰有非常悠久的疗养治疗传统，疗养院和休养所可提供疗养服务。卫生机构和社会服务机构都能提供康复和长期护理，但是两者之间的协调有待改善，家庭照顾者是老年人、残疾人和慢性病患者的主要服务者，姑息治疗机构网络非常发达，可用服务范围广泛。

国家卫生基金的资金来源及其补偿水平有限，无疑对医疗服务可及性有着负面影响。2010年，人均医疗支出占家庭预算支出的4.8%，对退休人员来说，这一数字几乎翻倍。2009年的一项家庭调查中，有8%～12%的受访者表示，由于经济原因，在他们需要卫生保健时没有寻求服务。超过一半的家庭认为购买医生开具处方或建议的药物是一种经济负担。

虽然大部分人认为获得初级卫生保健比较容易，但是这一比例已经从2006年的92%下降到2008年的83%，且城市居民可及性低于农村地区。居民对卫生保健体系的总体满意度有所下降，且低于其他欧盟国家。

2005年以来，波兰围绕着以下几个方面采取了多项改革措施致力于卫生体系的改革。如改善卫生信息系统、提高医疗服务的可及性、提高医院的组织和筹资水平、打击卫生领域的腐败现象、增强患者权利、增加卫生保健筹资水平、提高国家卫生基金对医疗服务供应商的报销比例、提高医疗质量，以及一系列针对解决卫生人才短缺和移民问题的措施。

同时，波兰还采取了一系列措施来提高医疗质量。虽然不强制医疗服务人员获得许可，不强制提供服务机构获取必要的人力资源、设备或基础设施的标准要求，但是国家卫生基金在协议选择服务定点机制过程中，会倾向于获得认证和/或ISO9001标准认证的医疗服务提供者。此外，波兰卫生保健提供者也越来越多地参与卫生保健质量监管中心的国际行动和项目中，以提高自己的医疗质量，如OECD医疗质量指标项目、WHO欧洲区域办公室用于质量改进的医院绩效评价工具项目等。

虽然考虑到财政、人力和物质资源并不丰富，波兰卫生保健体系的整体效率还差强人意，但与其他欧盟和OECD国家相比，波兰筹资、人力和基础设施的技术效率指标水平较低。慢性病患者如何避免较高的住院率，如何降低门诊和住院患者较长的平均等待时间。近些年，国家卫生基金尝试利用多种措施和方法来提高看病效率，主要措施包括转移资金到初级医疗服务，引进新的支付机制，如相同特征患者群体按病种付费等。目前平均住院时间有所缩短，但是平均住院花费仍有所增加。

将公立医院私营化作为解决管理低效、债务累积的途径这一做法一直受到强烈反对，并且被赋予了政治色彩，但是卫生保健机构私营化正在发生，而且2011年所通过的治疗行为法也鼓励区域自治政府将医院商业化。

第四节　卫生资源配置

2009年，波兰共有754家综合性医院，总床位数超过180 000张。约90%的床位在公立医院，每千人口病床数达到了6.7张。

21世纪以后，病床分布结构有所改变，急诊病床存在显著盈余，而长期保健病床存在不足。从地区分布上来看，医院地理分布存在显著差异，这一度导致了医疗服务可及性的差别。

2009 年，全国有 82 900 名医生、12 100 名牙医、242 000 名药师、200 500 名护士和 22 400 名助产士，遍布各个医疗机构提供公共资助的医疗服务。考虑到服务人口，每千人口拥有 2.2 名医师，5.2 名护士、0.3 名牙医和 0.6 名药师。人均医师数低于大部分西部欧洲国家，而且 2003 年以来持续在下降。究其原因，主要是由于国外更高的报酬、更好的工作环境和更有前途的职业发展所导致的卫生人力的移民。

从卫生总费用情况来看，2012 年卫生总费用占 GDP 比例达到了 6.8%，在中东欧 16 国中排位在第十一。从卫生筹资的变化趋势来看，2002 年以来的 11 年间，该比例呈现出了先升后降的变化，从 2002 年的 6.3% 增长到 2009 年的 7.2%，2010 年以后呈现略微的下降，见表 13-4。

从政府卫生财政支出来看，2012 年政府卫生支出占政府财政总支出的比例达到了 11.1%，在中东欧 16 国中位列第十三。2002 年以来，该指标略微波动变化，整体上呈现出增长的趋势，年增长率达到了 0.8%（表 13-4）。

从卫生总费用的构成来看，2012 年波兰的卫生总费用中个人支出比例为 29.9%，在 16 国中排序第九。从不同年份的变化趋势来看，2002～2012 年间该比例虽有起伏波动，总体上基本维持在 30% 附近，上下不超过 2 个百分点。反过来，政府支出的比例则基本维持在 70% 左右，截至 2012 年达到了 70.1%（表 13-4）。

表 13-4　2000～2012 年波兰卫生总费用相关指标（%）

年份	卫生总费用占 GDP 的比例	政府卫生支出占政府总支出比例	卫生总费用中政府支出比例	卫生总费用中个人支出比例
2002	6.3	10.2	71.2	28.8
2003	6.2	9.8	69.9	30.1
2004	6.2	10.0	68.6	31.4
2005	6.2	9.9	69.4	30.6
2006	6.2	9.9	70.0	30.0
2007	6.3	10.6	70.4	29.6
2008	6.9	11.4	71.8	28.2
2009	7.2	11.6	71.8	28.3
2010	7.0	11.0	71.6	28.4
2011	6.7	11.1	70.6	29.4
2012	6.8	11.1	70.1	29.9

第五节 小 结

卫生部、国家卫生基金会和地方自治政府承担卫生服务体系的监督、管理和筹资的功能。健康保险在一定程度上属于强制执行，覆盖率高达98%。支付机制则根据服务水平和服务类型有所不同。初级服务采取按人头付费机制，二级门诊服务、牙科服务和特定公共卫生项目则采取按服务项目付费的方式。公共卫生项目基本从国家财政预算中支付。卫生服务筹资体系有着公共和私人相结合的特征，公共筹资来源于社会健康保险基金。卫生服务体系主要以由家庭医生为主的初级卫生保健、专家门诊，以及以医院为主的医疗服务和急诊服务等组成。

加入欧盟后，波兰的经济发展突飞猛进。但卫生总费用占GDP的比例却相对较低，且政府卫生支出占政府总支出的比例也不高。政府对卫生投入的不足，必然会导致居民卫生费用的个人经济压力增加，以至于波兰人民的卫生总费用中个人比例属于中高层次。

波兰居民的健康状况的优势也并不明显。期望寿命、5岁以下儿童死亡率及婴儿死亡率均在中等偏上水平，但孕产妇死亡率及结核病的发病率和患病率状况较差。

随着2011年议会选举同一政党成功当选，卫生改革的大致方向将继续保持下去，因为许多挑战仍然需要面对和解决。如改善卫生信息系统、提高医疗服务的可及性、提高医院的组织和筹资水平、打击卫生领域的腐败现象、增强患者权利、增加卫生保健筹资水平、提高国家卫生基金对医疗服务提供者的报销比例、提高医疗质量，以及一系列针对解决卫生人才短缺和移民问题的措施。

第十四章

罗 马 尼 亚

第一节 国家基本情况

1859 年，瓦拉几亚公国和摩尔多瓦公国合并，称为罗马尼亚，隶属奥斯曼帝国。1877 年 5 月 9 日，罗马尼亚宣布独立。1881 年，改为罗马尼亚王国。1918 年 12 月 1 日，罗马尼亚成为统一的民族国家。1947 年 12 月 30 日，罗马尼亚人民共和国成立。1965 年，改国名为罗马尼亚社会主义共和国。1989 年 12 月 22 日，齐奥塞斯库政权被推翻，罗马尼亚救国阵线委员会接管国家一切权力，易国名为罗马尼亚，定国庆日为 12 月 1 日。

位于东南欧巴尔干半岛东北部的罗马尼亚，北部和东北部分别与乌克兰和摩尔多瓦为邻，南接保加利亚，西南和西北分别与塞尔维亚和匈牙利接壤，东南临黑海。国土面积共计 238 391 平方公里（2015 年 3 月），全国共设 1 个直辖市和 41 个县（相当于我国的省），下设市、镇、乡。

在 1989 年革命之前，罗马尼亚是一个共产主义国家。1989 年 12 月，罗马尼亚的政治体系趋向于民主政治，成为一个由总统领导并由两院议会执政的共和政体。议会是罗马尼亚人民最高代表机构和唯一的立法机关，由参议院和众议院组成，任期 4 年。

目前，罗马尼亚已同 182 个国家建立了外交关系。罗马尼亚对外坚持欧美优先、兼顾周边、重视大国原则，并将发展对华关系作为其外交战略的优先方向。2004 年 3 月 29 日罗马尼亚加入北约，并于 2007 年 1 月 1 日加入欧盟。

WHO 人口统计数据显示，2013 年罗马尼亚人口总数达 2169.9 万。15 岁以下青少年占总人口的 15.1%，60 岁以上老年人口占 21.0%，可见罗马尼亚人口老龄化严重。2002～2013 年间，罗马尼亚的人口总数逐年减少，11 年来总体减少人口达 55.1 万人，年增长率为 -0.2%。移民、出生率降低以及死亡率升高是导致人口减少的几个重要原因。

1989 年剧变后罗马尼亚开始由计划经济向市场经济过渡。2000~2008
年经济连年增长。受国际金融危机的影响,2009 年、2010 年经济一度出现
负增长。2011 年经济开始稳步回升,同比增长 2.5%。2013 年国内生产总
值 1504 亿美元,同比增长 4.4%;人均国民生产总值 18 060 美元,同比增长
4.4%,位列 16 国的第十位。

第二节　国民健康状况

2012 年罗马尼亚的人口粗出生率为 10.3‰,总和生育率为 1.4;2013 年活
产人数为 22.3 万,约占总人口的 1.1%,该年的总和生育率为 1.4,与上一年
持平。

与其他欧洲国家相比,罗马尼亚的人群健康水平相对落后。2013 年总人
口的平均期望寿命仅为 73.8 岁。与两个相邻国家相比,罗马尼亚 2013 年的预
期寿命处于中间排名,高于保加利亚(73.5 岁),低于塞尔维亚(74.1 岁)。在中
东欧 16 国中仅排列第十三位。

尽管罗马尼亚强调在卫生服务中对儿童保健给予特别的重视,然而在整
个欧洲地区,罗马尼亚的 5 岁以下儿童和婴儿死亡率均不低。2000 年,罗马
尼亚 5 岁以下儿童死亡率和婴儿死亡率分别为 27.0‰ 和 22.9‰。十余年来,
两项指标均逐年下降。2013 年 5 岁以下儿童死亡率下降为 12.0‰,与 2000 年
相比下降了约 55.6%,年增长率为 −6.0%;2012 年婴儿死亡率为 10.7‰,总体
下降了 53.3%,年增长率为 −6.1%(表 14-1)。尽管下降速度较快,但碍于基础
状况较差,相比于欧洲其他国家,罗马尼亚的 5 岁以下儿童死亡率和婴儿死亡
率仍处于较高水平。

2013 年 5 岁以下儿童死亡病例的病因分析显示,当年死亡儿童中所占比
例最高的是急性呼吸道感染、早产和先天性异常,比例分别为 27%、25% 和
24%;出生窒息和损伤也是两个重要因素,死于其的人数分别占到了死亡总数
的 7% 和 5%。

罗马尼亚非常重视妇幼保健工作,特别是对孕产期保健工作非常重视,
加强妇女保健是一项重要的政策,同时政府实行鼓励生育的政策。尽管 1990
年以来,产妇死亡率大大降低,但是在欧洲地区,其孕产妇死亡率仍是最高
的。从 1990 年的 109.8/10 万下降为 2000 年的 41.6/10 万,到 2011 年,该指标
继续降至 24.9/10 万,但仍然处于 16 国中倒数第二的位置。

孕产妇死亡率下降得益于产前保健服务的利用以及技术熟练的卫生工

第十四章 罗 马 尼 亚

作者辅助分娩。2008 年罗马尼亚由技术熟练的卫生工作者辅助分娩率高达 98.7%。但是，罗马尼亚仍需要为了继续降低孕产妇死亡的危险性而努力。

以结核病为例来看罗马尼亚传染性疾病的发病情况。相比于其他欧洲国家，罗马尼亚的结核病疫情相对较为严重。2013 年结核病发病率为 87.0/10 万，患病率为 123.0/10 万（表 14-2），在中东欧 16 国中都是最高的。2002 年以

表 14-1　2000～2013 年罗马尼亚 5 岁以下儿童死亡率和婴儿死亡率情况（‰）

年份	5 岁以下儿童死亡率	婴儿死亡率
2000	27.0	22.9
2001	25.9	22.1
2002	24.9	21.4
2003	23.7	21.0
2004	22.4	20.0
2005	20.8	18.6
2006	19.2	16.9
2007	17.6	15.3
2008	16.1	13.8
2009	14.9	12.7
2010	13.9	11.8
2011	13.2	11.2
2012	12.5	10.7
2013	12.0	—

表 14-2　2002～2013 年罗马尼亚结核病发病率和患病率情况（/10 万）

年份	发病率	患病率
2002	168.0	240.0
2003	161.0	223.0
2004	154.0	208.0
2005	147.0	195.0
2006	139.0	184.0
2007	131.0	174.0
2008	124.0	163.0
2009	116.0	153.0
2010	109.0	144.0
2011	101.0	136.0
2012	94.0	128.0
2013	87.0	123.0

96

来两项指标的年增长率分别为 −5.8% 和 −5.9%，下降明显。与波黑相比，尽管罗马尼亚的疫情缓解的速度更快，然而 2013 年的发病率和患病率与波黑 2002 年的疫情（发病率 85.0/10 万，患病率 129.0/10 万）相仿。

2013 年，罗马尼亚的人口死亡率为 12.6‰。罗马尼亚是心血管疾病发生率最高的欧洲地区之一。2012 年的死亡数据分析结果显示，死因构成中比例最高的三大因素是缺血性心脏病（21.4%）、脑卒中（17.8%）和高血压性心脏病（11.3%）；其次，死于肝硬化和气管癌、支气管癌、肺癌的病例分别占 4.3% 和 4.1%；结肠癌及直肠癌、下呼吸道感染和慢性阻塞性肺疾病的比例分别占 2.4%、2.2% 和 2.1%。

第三节　卫生体系概况

从 1949 年至 1989 年的 40 年间，罗马尼亚的医疗保障制度一直采用的是谢马什科体系，该制度体系的特点呈现为中央集权且依赖税收。自 1989 年起，罗马尼亚卫生体系发生重大改革。在 1989~1998 的近十年改革期间，罗马尼亚的医疗保险体系，逐渐转变成一种权力分散且多元共筹的社会型医疗保险体系。然而，改革的脚步仍在继续。随后，罗马尼亚政府发现 1997 年颁布的医疗保险法无法满足、适应不断变化的政治、社会和经济环境的要求，因此在接下来的若干年中进行了数次修改。2006 年 5 月，罗马尼亚政府再次颁布医疗改革法，明确改革的方向主要集中于继续推进中央权力分散至地方；完善预防和初级保健服务功能；提高急诊服务效率，加强基本医疗服务的供应；以及鼓励民营资本的介入，建立医疗系统和社会保障之间的关系。

中央集权的分散使得卫生体系中主要参与者的格局发生了明显变化。卫生部不再直接掌控供方系统的财政，而专注于以下几项基本职责，包括：发展国家卫生政策、管理卫生部门、设定组织和功能标准以及改善公共卫生现状。卫生部在地区直属的卫生行政机构为 42 所地区公共卫生局。除此以外，国家医疗保险基金会是卫生体系格局中的另一个重要的组成部分，该中心为半自治机构，主要负责对医疗保险体系进行管理和协调，由 42 所地区医疗保险基金组成，负责需方与公共或私人卫生服务提供者的签约服务。在 1999 年至 2002 年间，地区医疗保险基金还负责各自辖区用人单位的社会医疗保险筹资。它们保留并可以使用募集资金的 75%，剩余的 25% 交由国家医疗保险基金重新分配。2002 年以后，财政部下属的一个特别机构——国家财政管理局开始负责在全国范围内进行资金筹集。同年，罗马尼亚还建立了两家国家保险基金会，其中一家隶属交通部，另一家隶属国防、司法和内政部等与国家安全相关的机构。

　　罗马尼亚的强制性医疗保险制度覆盖了所有人口。部分人可以免除保险费，这些人包括失业人员，服兵役或监禁人员，病假或产假期间的人员，享有社会保障金的人员，18岁以下的儿童，18岁至26岁所有正在接受教育的人员，受保险人的家庭成员，被政治迫害的人员或1989年革命中的公认英雄，以及退伍老兵。工伤事故以及职业病的国家保险基金主要由雇主、个体经营者、自主创收人员、国际组织人员以及农林业人员支付。除了提供职业病和工伤事故的医疗服务，该基金还会在被保险人暂时无能力工作期间给予相应津贴。卫生改革法为私立保险公司提供了法律框架，该法案通过了追加性保险和补充性保险两项自愿性医疗保险。

　　受保险人有资格享受基本的福利，包括医疗服务、药品以及医疗设备的使用。服务提供的福利和条件均列于国家医疗保险基金设计的年度框架合同中，并经卫生部同意，由政府批准。执行合同的规范以国家医疗保险基金和卫生部的通用规则为标准。患者权利受2003年颁布的患者权利法保护。通过立法还确保了患者可以自由选择服务提供者，增加了患者的决策参与、安全性以及补偿措施。

　　1998年，医疗保险成为卫生保健经费的主要筹资来源，其所占份额也呈持续上涨的趋势，从1998年的64.6%增加到2004年的82.7%。然而，税收仍然是卫生保健经费的一项重要筹措机制。同时，国家财政预算一直为公共卫生服务、基本建设投资、预防性措施以及国民医疗项目下的部分救治提供资金。当然，卫生筹资的其他来源还有自费支付（不包括在医疗保险福利之内或者不在卫生部范围内的服务）、国外筹资以及捐款。2006年，应卫生部的要求，政府颁布一项关于烟酒的新税收项目。此举积累了大量资金，且被卫生部首次用于医疗体系中的重要国民医疗项目（健康促进和预防）以及基本建设投资。

　　罗马尼亚卫生服务的组织原则之一是实行属地负责制。各级卫生服务机构，包括诊所、综合门诊部、医院，以及卫生防疫站等，他们的职能和服务范围均有着明确的规定。

　　初级卫生保健也称一级卫生服务，城镇和农村依据人群地理分布、服务区域大小和人数多少等，设立大小不等的成人门诊和儿童门诊（或保健站），大的门诊拥有7~10名医生，小的只有2~3名医生，原则上每4000人配备一名全科医生（每名医生配备2~3名中级卫生技术人员），其任务是向指定地区的全体居民提供综合性的医疗和预防服务,预防性服务包括妇幼保健、传染病防治和卫生宣传教育等。如遇疑难病症或卫生保健难题,可通过上一级卫生组织派来指导工作的专科医生处理,也可直接转到上一级卫生组织处理。

二级卫生服务由综合医院的门诊部提供。其任务是提供专科服务和检验服务。综合门诊部设内、外、妇、儿等专科。各科均有 2～5 名专科医师,并配备护士和其他辅助人员若干名,通常一名医生配备 2～3 名护士等辅助人员。综合门诊部除提供门诊服务外,还负责本地区病人的家庭出诊、健康咨询、疾病过筛检查和卫生宣传教育。在布加勒斯特市的 7 个区中,每个区都有这样的门诊部 2～4 个。各地的牙科防治所也属于二级卫生服务,仅布加勒斯特市就有 100 个牙科防治所,包括设在医院内的口腔科,为全体居民提供牙科服务。

三级卫生服务由市、县的综合医院或专科医院负责,其任务是为本地区居民提供住院医疗服务。住院病人由综合门诊部或本院门诊部转诊,经专科医生检查后确定是否需要住院。

直辖市和各县卫生防疫站亦属于三级卫生服务机构。其任务是提供环境卫生、劳动卫生、食品卫生、学校卫生、放射卫生、传染病控制和卫生宣传教育服务。

罗马尼亚的住院率相对较高,这不仅反映了初级和非住院卫生保健服务的低效率和未充分利用,而且也反映了医疗服务的碎片化和不同级别卫生保健发展的不充分。

卫生部门的资源分配决策由国会根据卫生部门中周期性和基本建设费用所占的国家财政拨款份额确定。公共卫生总预算(包括国家医疗保险基金预算)每年由政府制定,并通过国家预算法经国会批准。卫生部负责管理国家卫生预算。国家卫生拨款在分配给卫生部和其他卫生部门之前会指定用途。分配给特定用途的资金不能转作他用。以历史情况为参照,卫生部根据不同机构在项目实施中的职责,将分配给国家公共卫生项目的资金分配给地区公共卫生局以及其下级部门,用于公共卫生活动。基本建设投资工程则以地区递交的提案为基础,由卫生部决定资金的具体分配情况。国家医疗保险基金则基于被保险人的数量和人口健康风险的公式将资金分配给各地区的地区医疗保险基金。

每个卫生保健部门的支付水平由政府设定。卫生保健机构医疗服务的支付机制不再是以投入成本为基础来决定资金数额。初级医疗服务是由年龄加权人均预算(85%)和服务费(15%)来支付的。由专科医生提供的非住院医疗服务,包括牙科保健服务(仅限成人急诊和年度预防性检查)和家庭医疗保健服务支付的是服务费用。急诊医院接受预付费,其构成是基于病种的付费和服务费,同时提供住院保健的医院主要通过预算来支付。

同时,针对药物价格也有一套完备的参考价格体系,非住院医疗服务机构的患者需要支付的是开具药物的实际价格与参考价格之间的差价。对患有某些被认为是公共卫生问题的疾病,如结核病、糖尿病、艾滋病等的患者,其使用相应疾病的针对性药物是免费的,无需任何分担,费用由医疗保险基金全额覆盖。

第四节 卫生资源配置

2009 年的罗马尼亚拥有医生总数达 48 484 人,护理和助产人员数共计 125 699 人,牙医共计 12 448 人;每万人拥有医生数为 22.7 人,护理和助产人员 58.8 人。该配置水平超过了多数中东欧国家。

2002~2012 年,罗马尼亚的卫生总费用占 GDP 的比例除 2002 年外,均稳定地保持在 5%~6% 之间。2012 年 5.1% 的卫生总体筹资水平在中东欧 16 国中是最低的,排列第十六位(表 14-3)。卫生筹资水平的排位滞后于其人均 GDP 的第十位的序位。

表 14-3 2002~2012 年罗马尼亚卫生总费用相关指标(%)

年份	卫生总费用占GDP 的比例	政府卫生支出占政府总支出比例	卫生总费用中政府支出比例	卫生总费用中个人支出比例
2002	4.6	10.8	82.8	17.8
2003	5.3	13.5	84.8	15.2
2004	5.4	12.1	74.9	25.1
2005	5.5	13.2	80.8	19.2
2006	5.1	11.4	79.8	20.2
2007	5.2	11.3	82.3	17.8
2008	5.4	11.3	82.0	18.0
2009	5.6	10.8	78.9	21.0
2010	6.0	11.9	80.4	19.6
2011	5.6	11.3	79.2	20.8
2012	5.1	11.3	77.7	22.3

2002～2012 年政府总支出中卫生支出所占比例总体呈现出了浮动增长的趋势,12 年间的年增长率仅为 1.8%,2012 年达 11.3%(表 14-3),该比例在中东欧 16 国中也仅排在第十二位。

WHO 的数据显示,罗马尼亚的卫生总费用中个人支出比例从 2002 年的 17.8% 上升至 2012 年的 22.3%,12 年间略微增长。较低的个人支出比例在中东欧国家中属于前四的序位。同理,罗马尼亚的卫生总费用中政府支出的比例在众多中东欧国家中排名靠前。2012 年达到了 77.7%(表 14-3),12 年来基本维持在 75% 以上,总体变化幅度并不大。

第五节 小 结

自 1998 年罗马尼亚实施强制性社会医疗保险以来,其卫生体系中的参与者格局发生了明显变化。卫生部主要负责发展国家卫生政策、管理卫生部门、设定组织和功能标准以及改善公共卫生现状等。国家医疗保险基金则主要负责对医疗保险体系进行管理和调节,地区医疗保险基金则负责来自公共和私人提供者的签约服务。

强制性医疗保险制度覆盖了所有人口。被保险人有资格享受的基本福利包括医疗服务、药品以及医疗设备的使用等。医疗保险和税收仍然是卫生保健经费的重要筹措机制。同时,国家财政预算一直为公共卫生服务、基本建设投资、预防性措施以及国民医疗项目下的部分救治提供资金。卫生筹资的其他来源还有自费支付、国际筹资以及捐款。

罗马尼亚的卫生服务组织原则主要有两项,一是属地负责制;二是医疗、预防和保健相结合原则。服务体系上由初级卫生保健、二、三级医疗卫生服务构成三级卫生服务网。尽管各地政府对所辖各级卫生服务部门的职能和服务范围均有明确规定,但从罗马尼亚相对较高的住院率可以发现,初级和非住院卫生保健服务未能得到充分利用,存在资源浪费的现象,医疗服务碎片化和不同级别卫生服务发展不平衡的问题明显。

罗马尼亚卫生事业的原则和指导思想是一切从保护和提高人民的健康水平出发,向"人人享受卫生保健"的目标发展。因此,尽管罗马尼亚是 16 个中东欧国家中经济处于中下水平的国家之一,居民的个人卫生费用的压力却较小,卫生总费用中个人支出比例不高。然而经过多年的努力实践,居民的健康状况依旧处于 16 个中东欧国家的最低层次。因此,罗马尼亚当局依然确定本国卫生体系改革的方向为：完善预防和初级保健服务功能；提高急诊服务效率，加强基本医疗服务的供应以及鼓励民营资本的介入，建立医疗系统和社会保障机制。

第十五章

塞尔维亚

第一节　国家基本情况

1991 年，前南斯拉夫开始解体。1992 年，塞尔维亚与黑山组成南斯拉夫联盟共和国。2003 年，南联盟更名为塞尔维亚和黑山。2006 年 6 月 3 日，黑山共和国宣布独立。同年 6 月 5 日，塞尔维亚共和国宣布继承塞黑的国际法主体地位。

塞尔维亚共和国是一个内陆国家，位于中欧和东南欧之间，北部接匈牙利，东北部和东部与罗马尼亚和保加利亚接壤，南部邻前南斯拉夫马其顿共和国，西部为克罗地亚、波斯尼亚、黑塞哥维那与黑山共和国，地形多样。

塞尔维亚国土面积共计 8.83 万平方公里（2014 年 8 月），在行政区域上划分为自治省、区、市和直辖市。除自治省以外的塞尔维亚领土称为中塞尔维亚，中塞尔维亚由 17 个区组成，并不是一个行政实体，没有自己的政府。区是纯粹的行政划分，没有委员会或其他代表机关。地方自治政府的基本单位是直辖市和市。

塞尔维亚的议会是国家最高权力机构，实行一院制。议员通过直选产生，任期 4 年。总统由直选产生，任期 5 年。政府是最高权力执行机构。

2008 年，塞尔维亚拥有 735 万人口（不包括科索沃），其中四分之一居住在伏伊伏丁那，其他人居住在中塞尔维亚。过去几十年塞尔维亚人口持续下降，可能由于战争使许多人离开祖国，且生育率极低。2013 年全国人口总计达 931 万人，其中 16.3% 的人口年龄低于 15 岁，60 岁以上人口比例为 21.1%。

经过 20 世纪 90 年代的动荡和国际社会的经济制裁，塞尔维亚在新世纪进行了一系列新的改革，经济复苏，财富增长。其他标志还包括塞尔维亚重新加入世界银行和欧洲复兴开发银行，尤其是在 2009 年 12 月，正式申请加入欧盟。近年来，塞尔维亚经济状况稍有好转，国民经济呈现出稳中有升的态势。2012 年，塞尔维亚 GDP 为 416 亿美元，同比增长了 2.5%，人均 5798 美元。该年塞尔维亚人均税后月工资约为 391 美元，居民消费价格同比增长了 12.2%。2013 年人均国民生产总值 12 020 美元，在中东欧 16 国排序中位列倒数第四。

第二节　国民健康状况

2012 年塞尔维亚的出生率为 9.8‰，总和生育率为 1.37。2013 年活产人数约 9.3 万，占总人口的 1.0%，该年的总和生育率为 1.8，与上一年相比变动较小。

塞尔维亚 2000 年时的人口期望寿命为 72.1 岁，2013 年为 74.1 岁，较 2000 年延长了 2 岁，其中女性 77 岁，男性 71 岁。在 16 国中排名第十二位，仅高于罗马尼亚（73.8 岁）、保加利亚（73.5 岁）、拉脱维亚（72.2 岁）和立陶宛（72.1 岁）。与其经济发展的序位基本相当。

2000 年，塞尔维亚 5 岁以下儿童死亡率和婴儿死亡率分别为 12.8‰ 和 10.7‰。之后呈现持续下降趋势，2012 年婴儿死亡率为 5.7‰；2013 年 5 岁以下儿童死亡率仅为 6.6‰，与 2000 年相比，均下降了近百分之五十（表 15-1）。不论是 2013 年的 5 岁以下儿童死亡率，还是 2012 年的婴儿死亡率，均处于中东欧国家中的中下水平均为第九位，但是略高于其经济发展水平的序位。

表 15-1　2000 ~ 2013 年塞尔维亚 5 岁以下儿童死亡率和婴儿死亡率情况（‰）

年份	5 岁以下儿童死亡率	婴儿死亡率
2000	12.8	10.9
2001	12.3	10.6
2002	11.5	10.1
2003	10.6	9.2
2004	9.6	8.3
2005	8.9	7.6
2006	8.4	7.3
2007	8.1	7.0
2008	8.0	6.9
2009	7.8	6.9
2010	7.6	6.6
2011	7.3	6.3
2012	7.0	5.7
2013	6.6	—

2013 年,5 岁以下儿童的死亡病例的病因分析显示,所占比例最高的是早产和先天性异常,分别为 40% 和 22%;出生窒息、急性呼吸道感染、损伤和新生儿脓毒症也是 4 项重要因素,分别占到了死亡病例总数的 11%、6%、4%和 2%。

塞尔维亚的孕产妇死亡率从 1990 年的 17.3/10 万下降为 2000 年的 14.3/10万,到 2011 年,该指标继续下降至 10.7/10 万。在中东欧地区 16 国的排名有所波动,1990 年时位列第五,2000 年上升了一位,2011 下降为第六,明显优于其经济发展水平的序位。孕产妇死亡率下降不仅得益于产前保健服务的利用,由技术熟练的卫生工作者辅助分娩也是重要的影响因素。2010 年产前检查覆盖率(至少一次)达到了 98.9%,由技术熟练的卫生工作者辅助分娩率高达 99.7%。

传染性疾病发生情况以结核病为例来看,2005 年塞尔维亚的结核病发病率为 37.0/10 万,患病率为 47.0/10 万。此后发病率逐年下降,2013 年结核病发病率为 18.0/10 万。2006 年起患病率逐年下降至 2012 年的 27.0/10 万,2013年有所增长,达到了 28.0/10 万(表 15-2)。结核病发病率和患病率分别排在16 国中的第六和第十。

表 15-2 2005～2013 年塞尔维亚结核病发病率和患病率情况(/10 万)

年份	发病率	患病率
2005	37.0	47.0
2006	36.0	46.0
2007	34.0	44.0
2008	32.0	42.0
2009	30.0	38.0
2010	27.0	34.0
2011	24.0	29.0
2012	21.0	27.0
2013	18.0	28.0

2003 年至 2013 年间,塞尔维亚人口死亡率为 11‰～12‰,没有太大的变化。从死亡结构来看,2012 年的死亡数据分析显示,死亡人口数远超其他疾病的三大病因是脑卒中(14.3%)、心肌病及心肌炎(13.9%)和缺血性心脏病(13.6%);死于气管癌、支气管癌和肺癌的病例占 5.6%;死于高血压性心脏病的病例占 4%,下呼吸道感染;死亡病例中,死因为糖尿病、结肠癌及直肠癌、慢性阻塞性肺疾病和肾病分别占 3.4%、2.9%、2.5% 和 2.1%。

第三节 卫生体系概况

1978 年，WHO《阿拉木图宣言》对前南斯拉夫卫生保健体系构建有着重要影响。作为前南斯拉夫成员国之一的塞尔维亚，在该体系下，基于社区的初级卫生保健服务的可及性成为卫生政策的主要导向。

但是由于经济衰退和长年战乱，塞尔维亚卫生服务体系功能逐渐弱化。为此，塞尔维亚政府颁布了新的改革计划，重新调整并加强了政府在卫生领域的能力，并获得成功。

塞尔维亚卫生筹资的主要资金来源为强制缴费的社会医疗保险。国家医疗保险基金负责筹资。强制性医疗保险费根据雇员工资收缴（雇主和雇员各支付一半），农民和自主经营者同样需要缴纳。筹资的另一项来源是个人医疗支出，主要是购买药物的现金支出。由于 20 世纪 90 年代贫困问题愈加凸显，卫生总费用中个人支付比例逐渐升高，越来越多的人难以获得基本的卫生服务，尤其是社会弱势群体。因此，国家医疗保险基金将收缴的费用集中起来，然后按照政府提供的服务清单，与医疗机构签订协议，确定签订机构应提供的卫生服务，将收缴资金进行重新分配和支付。

除筹资职能外，国家医疗保险基金还负责保障国民享受丰富而完善的卫生服务。即以立法形式，规定服务范围和内容，包括预防、治疗、康复、住院和门诊专科服务，其中初级卫生保健包括配药、家庭保健和转诊。尽管卫生体系一直重视初级卫生保健服务的提供，但是也逐渐出现专科医院与综合型医院治疗性服务的滥用。初级卫生保健医生频繁地将患者转诊至二级和三级医院，自身能力逐渐弱化，以至于有些医师认为自己已经无法为患者提供较复杂操作的服务了。

塞尔维亚初级卫生保健主要由分布在各市和直辖市的社区服务中心负责提供，不同社区卫生中心提供的服务差别很大。主要服务包括：预防卫生保健、急诊服务、全科医学服务、妇女儿童保健、家庭保健服务，以及实验室检查和影像检查等诊断服务。如果该地区其他地方条件不具备的话，社区卫生中心也可以提供牙科保健、职业医学、物理疗法、康复和救护车服务。如果医院在 20 公里以外，而且服务地区居民超过 2 万人，那么社区卫生中心也提供一系列的专科服务，包括内科、结核保健、眼科、耳鼻喉科和心理咨询服务。

社区卫生中心包括许多附属诊所、药店和研究所，组织结构相对庞大。

因此，国家将初级卫生保健服务的管理权逐渐下放至直辖市，直辖市开始拥有越来越多的机构和设备，越来越多的社区卫生中心归为直辖市所有。这种分权化是进行另一项卫生财政改革措施的前提条件。新一轮改革主要是改变医疗机构内支付方式为按人头付费，明确供方职能及服务对象。

医疗机构工作人员根据其服务人群的规模和需要来确定，有的医院有多个全职医生护士、牙医和药剂师团队轮班工作，有的偏远医院则只有医生每周工作一两次。官方规定，居民应当能够在 15 分钟路程之内抵达社区卫生中心或诊所，且能够享受到相应的服务。

21 世纪初，初级卫生保健改革的核心是选择医生计划，要求人们自愿选择一名初级卫生保健医师。这名医师可以是全科医师，也可以是妇产科医师、儿科医师或职业病医生。目前，超过 75% 的人已经登记选择，被选医生就是其第一联系人，负责协调各个层面的卫生保健并承担相应的责任。

第四节　卫生资源配置

2009 年，塞尔维亚医生数达到 20 806 人，每万人拥有数 21.1 人；护理和助产人员数共计 44 807 人，每万人拥有 45.5 人；牙医总计为 2282 人，每万人拥有 2.4 人。

1995～2001 年，塞尔维亚的卫生总费用仅占 GDP 的比例稳定地保持在 7.3%～7.5%，2002 年起逐年增长，2007～2010 年则稳定在 10.4% 左右（表 15-3）。其 2010 年卫生总费用占 GDP 的比例在 16 国中最高。

2000～2010 年，政府总支出中卫生支出所占比例数值变化幅度较小，年增长率仅为 0.4%，比例基本维持在 13% 附近。峰值 14.1% 出现在 2008 年和 2010 年，2006 年达到低谷值 12.9%（表 15-3）。同样，政府卫生支出占政府总支出的比例也处于 16 国中领先位置。

卫生总费用一般有两大来源，广义政府卫生支出和个人卫生支出。从现有数据看，塞尔维亚的卫生总费用中个人支出比例从 2000 年至 2004 年均控制在 30% 之内。2005 年有了明显的增长，2008～2010 年稳定在 38%，2012 年该比例高居 16 国的第四位。

相反的趋势是政府支出的比例则有所降低，2000 年占 70.0%，增长至 2002 年达 72.6%，2004 年该指标下降至 68.8%，此后多年一直保持在 60%～70%（表 15-3）。

表15-3　2000～2010年塞尔维亚卫生总费用相关指标(%)

年份	卫生总费用占GDP的比例	政府卫生支出占政府总支出比例	卫生总费用中政府支出比例	卫生总费用中个人支出比例
2000	7.4	13.5	70.0	30.0
2001	7.6	13.5	68.5	31.5
2002	8.9	13.5	72.6	27.4
2003	8.8	13.7	70.9	29.1
2004	8.7	13.4	68.8	31.2
2005	9.1	14.2	66.0	34.0
2006	9.4	12.9	63.0	37.0
2007	10.4	13.8	61.4	38.6
2008	10.4	14.1	62.0	38.0
2009	10.5	13.9	61.9	38.1
2010	10.4	14.1	61.9	38.1

第五节　小　结

　　塞尔维亚卫生体系的主要资金来源于社会医疗保险强制缴费和个人医疗支出。国家医疗保险基金负责保障全国人口享有包括预防、治疗、康复、住院和门诊专科服务等广泛的卫生服务。政府十分重视基于社区的初级卫生保健服务的可及性。包括配药、家庭保健和转诊在内的初级卫生保健服务则由分布在各市和直辖市的社区服务中心提供,以立法形式,规定服务范围和内容。但也存在初级卫生保健医生频繁地将患者转诊至二级和三级医院,导致综合性医院服务滥用与初级医疗机构服务能力不足的问题,同时不同社区卫生中心提供的服务差别很大,呈现一定的不公平性。因此,新一轮卫生改革的核心是初级卫生保健人力资源的合理规划以及要求人们自愿选择一名初级卫生保健医师作为家庭健康的"守门人"。

　　中东欧地区的16个国家中,塞尔维亚的经济发展水平较为落后,然而政府卫生支出占政府总支出的比例却处于领先位置。同时,政府对卫生体系的投入与支持没有能有效地降低个人卫生费用支出的负担。由于经济衰退和长年战乱,塞尔维亚的国民健康水平依旧处于较低层次。因此,基于社区初级卫生保健服务的可及性成为政府卫生决策的主要导向。

第十六章

斯洛伐克

第一节　国家基本情况

1993 年之前，捷克共和国和现在的斯洛伐克组成了一个国家，即捷克斯洛伐克。1992 年 12 月 31 日，捷克和斯洛伐克联邦解体。自 1993 年 1 月 1 日起，斯洛伐克共和国成为独立的主权国家。

斯洛伐克是欧洲中部的内陆国。东邻乌克兰，南接匈牙利，西连捷克、奥地利，北毗邻波兰。现有国土面积 49 037 平方公里（2015 年 3 月）。全国分为 8 个州 79 个县，下设市、镇。

斯洛伐克共和国实行议会民主制，拥有独立立法、司法和行法权。一院制议会由 150 名成员组成，按照比例代表制进行选取，任期 4 年。总统为国家元首，拥有有限的立法权。

1993 年 1 月 1 日，斯洛伐克成为主权独立国家，外交不断进取，国际地位显著提高。1993 年以来，斯洛伐克一直是联合国及其专门机构的成员，2000 年成为经济合作与发展组织（OECD）成员，2004 年成为北大西洋公约组织和欧盟成员。此后，斯洛伐克以欧盟和北约为依托，发展睦邻友好关系，重视同大国关系，积极推动地区合作，广泛参与国际事务。2006 年至 2007 年担任联合国安理会非常任理事国，2007 年 12 月成为申根协定缔约国，2009 年 1 月 1 日起加入欧元区。

2013 年斯洛伐克的人口数量合计为 545 万，其中 15 岁以下青少年人口占总数的 15.0%，60 岁以上老年人口占 19.2%，人口老龄化趋势不言而喻。2002～2013 年期间，总人口增长了约 6.2 万，年增长率仅为 0.1%。斯洛伐克是中东欧国家中为数不多的人口出现正增长的国家之一。

1990 年以后，斯洛伐克由原来的中央计划经济转变为市场经济。近年来，斯政府不断加强法制建设，改善企业经营环境，大力吸引外资，逐渐形成以汽车、电子产业为支柱,出口为导向的外向型市场经济。2009 年受国际金融危机影响经济下滑,2010 年、2011 年实现恢复性增长,2012 年增速有所放缓。2013 年国内生产总值(GDP)达 770.8 亿美元,同比增长了 0.9%。该年的人均国民生产总值为 25 500 美元,在中东欧 16 国中排位第三。

第二节　国民健康状况

斯洛伐克 2012 年的出生率为 10.7‰,总和生育率为 1.4;2013 年活产人数为 5.8 万,约占总人口的 1.1%,该年的总和生育率为 1.4,与 2012 年基本持平。

2000 年,斯洛法克平均出生时期望寿命为 73.2 岁。随后人口期望寿命逐年增长,2013 年总人口的期望寿命为 75.4 岁,在 16 国中排名第七。该指标 13 年间增长了 3.5 岁,年增长率约 0.2%。

2000 年,斯洛伐克的 5 岁以下儿童死亡率和婴儿死亡率分别为 11.8‰ 和 10.2‰。随着经济水平和卫生服务总体质量的提高,之后数年这两项指标逐年下降。2012 年的婴儿死亡率为 6.3‰;2013 年的 5 岁以下儿童死亡率仅为 7.2‰(表 16-1)。两率的年增长率达到了 −3.7% 和 −3.9%。斯洛伐克的 5 岁以下儿童死亡率(2013 年)和婴儿死亡率(2012 年)不高,在 16 国中仅分别位于第十二位和第十一位。

2013 年 5 岁以下儿童的死亡病例的病因分析显示,所占比例最高的是早产和先天性异常,分别为 35% 和 31%;急性呼吸道感染、出生窒息和损伤也是重要因素,分别占到了死亡病例总数的 7%、6% 和 6%。

斯洛伐克的孕产妇死亡率从 1990 年 15.7/10 万下降至 2000 年的 14.1/10 万,到 2011 年,该指标下降为 10.7/10 万,2000~2011 年间总体下降了约 25%,年增长率为 −2.5%。但 16 国中的排名却有所下降,从 1990 年的第二位,降至 2000 年的第三位,2011 年下降第三位至第六位。与原捷克斯洛伐克共和国的另一个成员捷克相比,尽管年增长率更低(捷克的年增长率为 −2.3%),排名也低于捷克一名。孕产妇死亡率下降不仅得益于产前保健服务的利用,由技术熟练的卫生工作者辅助分娩也是重要的影响因素。2008 年,斯洛伐克由技术熟练的卫生工作者辅助分娩率高达 99.5%。与婴儿死亡率相比,孕产妇死亡率指标相对排名较高,2011 年时排在 16 国中的第六位。

表 16-1 2000～2013 年斯洛伐克 5 岁以下儿童死亡率和婴儿死亡率情况（‰）

年份	5 岁以下儿童死亡率	婴儿死亡率
2000	11.8	10.2
2001	11.4	9.8
2002	11.0	9.4
2003	10.6	9.1
2004	10.2	8.7
2005	9.8	8.3
2006	9.5	8.1
2007	9.1	7.7
2008	8.8	7.4
2009	8.4	7.2
2010	8.1	6.8
2011	7.8	6.5
2012	7.5	6.3
2013	7.2	—

以结核病为代表介绍传染性疾病发病情况。2002 年斯洛伐克的结核病发病率为 19.0/10 万，患病率为 24.0/10 万；此后发病率均逐年下降，2011～2013年结核病发病率均为 8.0/10 万；患病率的最低值出现在 2010～2012 年，均为10.0/10 万，2013 年有所增长，达到了 11.0/10 万（表 16-2）。

表 16-2 2002～2013 年斯洛伐克结核病发病率和患病率情况（/10 万）

年份	发病率	患病率
2002	19.0	24.0
2003	18.0	23.0
2004	17.0	22.0
2005	16.0	21.0
2006	15.0	19.0
2007	13.0	17.0
2008	11.0	14.0
2009	10.0	12.0
2010	9.0	10.0
2011	8.0	10.0
2012	8.0	10.0
2013	8.0	11.0

斯洛伐克 2003 年、2008 年和 2013 年的人口死亡率分别为 9.8‰、10.0‰和 10.1‰，死亡率增长的同时，死因结构也有所变化。2012 年的死亡数据分析显示，死亡病例中占据最大比例的是缺血性心脏病（35.4%），远远超过其他疾病；其次是脑卒中（13.1%）；死于气管癌、支气管癌、肺癌和下呼吸道感染的均占 3.9%；结肠及直肠癌症和肝硬化的死亡病例分别占 3.5% 和 2.7%。不难看出，心血管疾病和呼吸系统疾病引起的病患死亡所占比例已超过了 50%。

第三节　卫生体系概况

斯洛伐克的卫生保健体系呈现强制性、一致性与多元性的特点。确保人人享有卫生保健，通过公平可及而高质、高效的卫生服务，提高人们健康水平一直是该体系的总目标，也是多年来卫生工作的重点。

斯洛伐克的卫生保健体系有三大基石：全民覆盖及强制性的医疗保险、基本卫生福利包，以及可选择性的商业保险。其中，商业保险参与市场竞争，其定价由市场决定。以上体系保证了几乎所有的参保人都可免费获得卫生保健服务，费用由第三方支付，作为社会给予个体福利的一部分。

服务提供者进入卫生服务提供和保险市场只需要满足特定的标准和步骤。首先，卫生保健专业人员必须获得斯洛伐克医学行业学会的执照；第二，根据提供者类型，必须获得自治地区或卫生部的许可；第三，提供者需要提交与医疗保险公司签订协议的申请。应注意的是，满足前两项条件并不一定能成功签订协议，当然即使没有与医疗保险公司签订协议，也可提供医疗服务。

国家卫生部和有能力提供区域门诊服务的自治地区分别管理其相应的卫生体系，向卫生保健服务的提供者发放许可。除相应的下属机构外，有组织的相关利益集团，如行业学会也可参与到卫生政策制定中来。尽管明确邀请并规定可以对立法及政策制定等发表建议，但相关利益团体的政治分量微乎其微。行业协会为卫生专业人员进行登记，发放或注销执照。国家卫生部、自治地区与行业学会相互合作，监管卫生保健机构管理，为涉及医学专业的伦理问题发表意见。

医疗保险公司以其服务质量在市场中竞争，吸引投保人参保。根据法律规定，医疗保险公司有义务为参保人提供可及的医疗服务。为实现这一目标，医疗保险公司与卫生服务提供者签订协议。卫生保健监督局负责监管医疗保险、卫生服务提供和卫生服务购买市场。

卫生服务提供者和医疗保险公司的产权结构不同，其特点也不同。由卫生部代表的国家是最大的医疗保险公司所有者。而国家同时也是最大的卫生服务提供者，包括大学医院、地区大型医院、专科医院、几乎所有精神病医院和疗养院。国防部、交通部、内政部和司法部的卫生行政部门也拥有并管理几家卫生保健机构。大部分卫生服务提供者都得到政府的直接拨款，除了与政府相连的部分预算，还有其他的资金来源。

在卫生服务提供来源方面，公共卫生由公共卫生局监管，主要监控传染性疾病。公共卫生局组织免疫项目，由全科医师实施，由医疗保险公司支付。门诊服务主要由私人医师提供。人们可以自由选择全科医师，也可以自由选择专科医师。这其中，除牙科以外的医疗服务不需要患者分担成本，而牙科服务通常由患者直接付费。住院服务由综合性医院（包括大学医院）和公立或私立专科医院，以及专科门诊提供服务。急诊医疗服务由密集的私立和公立提供者网络提供，这些网络机构遍布 264 个地区，能够确保患者在 15 分钟之内到达。补充和替代医疗服务主要有私立专科门诊机构或专科医院提供。斯洛伐克的人均药物支出绝对数较低，但是这项支出在卫生保健公共支出中也占了三分之一，是所有 OECD 国家中最高的。药品服务提供由国家药品控制协会负责监督。

斯洛伐克卫生保健体系的形成经历了漫长的改革历程。1990 年以来，斯洛伐克的卫生体制改革动荡，全面性改革期与平静期交替出现。20 世纪 90 年代早期，引入俾斯麦社会医疗保险体系和卫生服务提供者私有化。组织机构和监管架构非常薄弱，腐败丛生，导致医疗保险市场债务和破产现象激增。20 世纪 90 年代末，这一时期虽然负债严重，但改革反而十分平静。2002～2006 年期间的改革令人震惊，政府试图通过缩减预算、提高使用资源有效性、确定内部储备等方式解决存在的严重问题。所有相关的卫生立法都被取代，使用一种个人责任制的新方法。医疗保险公司转型为股份制公司，预算紧缩，不得不创建新的监管架构和组织机构。引入使用者共付的概念，目的是避免需方对卫生保健服务的滥用。政府对基于市场竞争的卫生保健体系监管严格，如最低网络需求、偿付能力标准、准入许可等方面，但是仍希望在价格自由化、市场准入更便捷、支付机制自由化等方面为市场留下充足的空间。2005 年以来，所有医疗保险公司都是股份制公司，也就是说，这些机构从公共医疗保险基金转型为私立医疗保险公司。

2006 年改选之后，当权政府又进行了改革。市场化改革和个人责任都遭到废弃，转化为国家参与，体现国家责任。尽管大部分组织机构和监管架构仍保持不变，但是医疗保险公司不再允许盈利，患者与其选择性签约也更加严格。此外，使用者共付大幅减少甚至完全取消。2010年改选后的政府，政治上更倾向于2002~2006年的当权政府。新政府宣言中指出，重新允许医疗保险公司盈利，医院转型为股份制公司的进程再次启动，提高卫生保健监督局的独立性，引入按病种支付的方式，增加医疗保险市场机制。

卫生保健体系的主要筹资来源是医疗保险公司收缴的费用，这些保险公司属于经营性股份制公司。收缴的费用来自于：①雇员和雇主；②自主经营者；③自愿失业者；④"国家保险人"。"国家保险人"是指非从事经济活动的一群人，国家为其缴纳保险费，这部分保险费达到了社会医疗保险总缴费的三分之一。收缴的费用按照人口统计学预测指标，即年龄和性别，进行风险调整，2010年以后又增加了"国家保险人"这一指标。医疗保险公司根据协议向服务提供者付款，协议规定了支付金额、服务性质和质量以及支付系统。对于门诊服务来说，初级卫生保健采取按人头付费的支付方式，而门诊专科医师则是基于总额预算按服务项目付费，而住院服务则按照单病种付费系统进行报销。

除了"国家保险人"资金，中央政府预算也为卫生部为主的部委活动提供了资金支持。例如卫生部资助公共卫生局和国有斯洛伐克医学院的资金支持。自治地区和直辖市也经常向当地卫生机构投入资金，通常也会负担医院和门诊中心的运营费用。

第四节　卫生资源配置

斯洛伐克医院病床数相对较高、病床使用率相对较低、医院出院率高、会诊数高，标志着其卫生保健体系资源充足。当然，也透露出病床数过高，存在过度使用等问题。

在人力资源方面，现有数据显示，2009年斯洛伐克护理和助产人员数共计1769人，每万人拥有人员数3.3人，在中东欧国家中属于配置较高的国家之一。

2003年，斯洛伐克卫生总费用占GDP的比例仅为5.8%；2004年该指标大幅度上升至7.2%；2008年和2000年该指标分别达到了8.0%和9.1%。2010~2012年出现逐年下降的趋势，截至2012年，该指标回落到7.8%的程度（表16-3），该比例排在16国的第五，略低于其经济发展水平第三的排位。

以政府总支出中政府卫生支出比例来看，政府在对卫生筹资的力度上斯洛伐克也表现出曲折变化。2000年该比例为9.4%，2001年增至11.0%；2003~2008年该指标逐年增长，2008达到15.6%的最高值，2009年至2012

年有明显的下降,截至 2012 年达到了 14.7%(表 16-3),该比例也仅位列 16 国排位的第八名。

卫生总费用主要来源是广义的政府和个人支出。尽管斯洛伐克卫生总费用中的个人支出比例从 2000 年的 10.6% 增长到了 2010 年的 35.5%,2011 年和 2012 年又分别降到 29.1% 和 29.5%,但近几年较好地控制在 30% 左右。反之,政府支出比例呈现出相反的变化趋势,2000~2012 年整体上呈现出下降的趋势,年增长率为 -2.0%(表 16-3)。不难发现,上述政府对卫生筹资力度以及个人现金支出比例与国家起伏波动的改革导向基本一致。

表 16-3　2000~2012 年斯洛伐克卫生总费用相关指标(%)

年份	卫生总费用占 GDP 的比例	政府卫生支出占政府总支出比例	卫生总费用中政府支出比例	卫生总费用中个人支出比例
2000	5.5	9.4	89.4	10.6
2001	5.5	11.0	89.3	10.7
2002	5.6	11.1	89.1	10.9
2003	5.8	12.8	88.3	11.7
2004	7.2	14.1	73.8	26.2
2005	7.0	13.8	74.4	25.6
2006	7.4	13.8	68.3	31.7
2007	7.8	15.2	66.9	33.2
2008	8.0	15.6	67.2	32.2
2009	9.2	14.5	65.7	34.3
2010	9.0	14.5	64.5	35.5
2011	7.9	14.7	70.9	29.1
2012	7.8	14.7	70.5	29.5

第五节　小　　结

作为中东欧的前共产主义国家,斯洛伐克的卫生体制改革有着社会主义和资本主义的双层性质。医疗保险筹资是斯洛伐克最重要的筹资来源。卫生服务是多层次、综合性发展,涵盖了公共卫生、三级卫生服务体系、社会保健及药品和医疗技术等多方面。为了保障全体公民普遍享有基于强制性健康保险的免费卫生服务,国家相继出台了一系列法律法规。为达到人人享有卫生保健的目标,斯洛伐克在卫生资源配置上注重公平,强调三级卫生服务体系建设和社会保障制度的完善。

实际上，斯洛伐克的医疗保险体制改革经历了较为动荡的改革历程，由原始的社会医疗保险体制，逐渐引入市场化机制，继而又经历了一轮去市场化；至 2010 年最新一轮改革中，其医疗保险体制主要以政府为主导，但同时也给市场化发展留有一定的空间，允许医疗保险公司盈利，医院转型为股份制公司。这其中，斯洛伐克的卫生服务成本控制，以及医疗资源的如何合理有效利用问题尤为突出。

总体而言，尽管斯洛伐克在国民健康状况方面已取得了长足的进步，最显著的是预期寿命提高和婴儿死亡率降低，但是作为 16 个中东欧国家中经济发展水平领先的国家之一，处于中等层次的国民健康状况与其经济的发达程度并不协调。卫生体系的总体筹资水平及政府的支持力度仍需要进一步加强，健康水平仍需要进一步提高。

第十七章

斯洛文尼亚

第一节 国家基本情况

1945年11月29日,南斯拉夫联邦人民共和国(1963年改称南斯拉夫社会主义联邦共和国)宣告成立,斯洛文尼亚为其中的一个共和国。1991年6月25日,斯洛文尼亚议会通过决议,宣布脱离南斯拉夫社会主义联邦共和国,成为独立的主权国家。自此以后,其政治环境相对稳定,开始实施一系列经济社会领域的改革,确保国家更加稳定。

斯洛文尼亚地处欧洲中南部,位于阿尔卑斯山、潘诺尼亚平原、地中海和巴尔干半岛中间,西接意大利,北邻奥地利和匈牙利,东部和南部与克罗地亚接壤,西南濒临亚得里亚海。国土面积20 273平方公里(2014年8月),全国分为12个统计地区,共有212个市级行政单位。

斯洛文尼亚是民主议会制共和国,立法权以国民议会和国家理事会形式由两院制行使。国民议会有90名代表,选举产生,任期4年;国家理事会有40名成员,选举产生,任期5年。政府是国民大会批准的管理国家事务的最高行政和权力机构。

2013年斯洛文尼亚总人口为207万,其中15岁以下青少年占总人口的14.2%,60岁以上老年人口占23.8%。可见,斯洛文尼亚人口出现严重的老龄化。2002~2013年间,斯洛文尼亚的人口总数逐年上升,年增长率约为0.4%,人口增长缓慢。

1992年以来,斯洛文尼亚经济持续增长,促进了整体趋同进程。经济环境朝着积极的方向发展。2004年3月和5月,斯洛文尼亚先后成为北约和欧盟正式成员。2005年在全球国家竞争力排行榜上名列第32位,已被列入发达国家行列。2007年1月1日,斯洛文尼亚进入欧元区,达到了马斯特里赫特条约(Maastricht Treaty)确定的条件,成为第一个新的欧盟成员国。2009年以来,国际金融危机期间,斯洛文尼亚受到了较大的影响。2013 年国内生产总值(GDP)为 383.2 亿美元,人均 GDP 为 18 632 美元,同年人均国民生产总值为 28 130 美元,人均国民生产总值位列 16 国之首。

第二节　国民健康状况

低出生率、低孕育率和低人口增长率是斯洛文尼亚目前主要的人口学特征。2012 年人口出生率为 10.9‰,总和生育率为 1.5;2013 年活产人数为 2.1 万,仅占总人口的 1.0%,该年的总和生育率为 1.5,与上一年相比基本保持不变。

2013 年,斯洛文尼亚的平均期望寿命为 79.6 岁,在中东欧 16 国中该指标排在首位。纵向数据显示,2000 年的期望寿命仅为 76.1 岁,13 年来期望寿命增长达 3.5 岁。

2012 年,斯洛文尼亚的婴儿死亡率为 2.5‰,2013 年 5 岁以下儿童死亡率为 2.9‰,上述两项指标在中东欧 16 国中均高居第一位,说明斯洛文尼亚居民具有较好的健康水平,与其经济发展水平相匹配。纵向年份来看,20 世纪 90 年代中期至 2007 年,斯洛文尼亚的婴儿死亡率和 5 岁以下儿童死亡率减半,前者从 1995 年的 6.2‰ 下降为 2007 年的 3.2‰,;后者从 7.4‰ 下降为 3.9‰,之后数年,两个指标均逐年下降(表 17-1)。

2013 年 5 岁以下儿童死亡病例的病因分析显示,所占比例最高的是早产,达到了 48%;先天性缺陷、新生儿脓毒症、损伤和出生窒息则分别占到了死亡总数的 12%、6%、5% 和 4%。

2011 年,斯洛文尼亚的孕产妇死亡率为 8.5/10 万,在中东欧 16 国中处于前三的位置。纵向年份来看,1990 年,斯洛文尼亚的孕产妇死亡率高达 17.1/10 万,随后下降到 2000 年的 14.5/10 万,之后继而下降为 2011 年的 8.5/10 万,年均下降幅度为 -3.3%。可见斯洛文尼亚孕产妇保健的改善速度之快。孕产妇死亡率下降不仅得益于产前保健服务的利用,由技术熟练的卫生工作者辅助分娩也是重要的影响因素。2010 年斯洛文尼亚由技术熟练的卫生工作者辅助分娩率高达 99.9%。

斯洛文尼亚的传染性疾病发病率很低,主要得益于该国良好的接种免疫覆盖率。以结核病为例,2013 年结核病发病率为 7.5/10 万,患病率为 9.2/10 万,该指标在中东欧 16 国中均处于第二的位置。纵向年份来看,2002 年以来,结核病发病率和患病率均逐年下降,年下降幅度分别达到了 8.1% 和 7.1%(表 17-2)。

表 17-1　1995 年、2000～2013 年斯洛文尼亚 5 岁以下儿童死亡率和婴儿死亡率情况（‰）

年份	5 岁以下儿童死亡率	婴儿死亡率
1995	7.4	6.2
2000	5.5	4.6
2001	5.2	4.3
2002	5.0	4.1
2003	4.7	3.9
2004	4.5	3.7
2005	4.3	3.5
2006	4.1	3.4
2007	3.9	3.2
2008	3.7	3.0
2009	3.5	2.8
2010	3.3	2.8
2011	3.2	2.6
2012	3.0	2.5
2013	2.9	—

表 17-2　2002～2013 年斯洛文尼亚结核病发病率和患病率情况（/10 万）

年份	发病率	患病率
2002	5.5	7.1
2003	5.9	7.6
2004	6.4	8.2
2005	6.9	8.9
2006	7.5	9.6
2007	8.2	10.0
2008	9.0	11.0
2009	9.8	13.0
2010	11.0	14.0
2011	12.0	15.0
2012	13.0	17.0
2013	14.0	18.0

　　2013 年，斯洛文尼亚的人口死亡率约为 10.2‰。与其他西欧和中欧国家情况类似，人口死亡中循环系统疾病是最常见的死因，2007 年占全部死亡人数的 38.8%。2012 年的死亡数据分析显示，死亡人口数远超其他疾病的

病因是缺血性心脏病和脑卒中,分别占到了总死亡人数的 12.0% 和 11.9%;死于气管癌、支气管癌和肺癌的病例占 5.9%;死于结肠及直肠癌症的病例占 4.9%;肝硬化、摔倒、下呼吸道感染和高血压性心脏病分别占 3.7%、3.5%、2.7% 和 2.6%。

第三节　卫生体系概况

1992 年,斯洛文尼亚对本国的卫生体系进行了根本性改革,旨在建立一套现代化的卫生体系。改革措施主要包括引入强制性医疗保险、批准私营机构进入卫生保健领域、引入卫生保健服务共付制、鼓励如医学会和药学会等专业协会的发展。近期在改革措施中又引入了按病种付费(DRGs)的支付方式;优化患者就诊路径,提高治疗质量;为自愿补充医疗保险提供者引入风险均衡计划等。

卫生部是斯洛文尼亚主管卫生的行政部门。其组织体系机构由多类机构构成,包括多家卫生部直属机构,如卫生监察局;公共独立机构,如健康保险协会、公共卫生研究所;还包括公立医院和初级卫生保健中心,医疗服务私营提供者,以及各种非政府组织和专业协会等。

卫生部负责监管和控制卫生体系,逐渐分权至不同的利益相关者。健康保险协会是被保险人卫生保健服务的核心支付者,也是自治公共机构,负责制定保险价格、决定补偿条件、对逾期付款收取利息、消除不良投诉,以及根据税收和投保规定采取惩罚措施。同时,还为降低或取消特殊参保人群的保险费支付制定标准和规则。公共卫生体系主要由公共卫生研究所及其九大地区机构构成,负责公共卫生行动的设计、执行和监管。20 世纪 90 年代,健康促进作为公共卫生机构的一项基本职能进入人们的视线,直到 2003 年卫生改革才重新定义并强化了公共卫生的作用,健康促进得以制度化。

在筹资方面,卫生部负责医院卫生基础设施、其他医疗服务和国家项目筹资,以及无收入来源群体的医疗服务。地方在卫生筹资中的作用相对较小,仅限于提供和维护如初级卫生保健中心、公共药店和卫生站等机构的初级卫生保健方面的卫生基础设施。

1992 年以来,斯洛文尼亚实行了俾斯麦型社会保险体系,费用由雇员、雇主和国家三方承担,主要以雇员和雇主为主,并通过国家立法规定医疗保险的强制缴纳,由医疗保险研究所进行监管,全民覆盖率高达约 98.5%。保费的缴纳与收入相关,而缴费人的无收入配偶和其子女也纳入保险覆盖范围。雇员额外支付覆盖工作场所相关的伤害和职业病保险的费率。在筹资来源上还包括自愿补充医疗保险保费和家庭现金支付等私有资金。自愿补充医疗保险的共同支付补偿，在公共医疗筹资逐渐减少的背景下，非强制性医疗保险依然扩大到了约 85% 的人口覆盖率，其中 18 岁以下的儿童和 26 岁以下的学生不需要共同支付的人群包括在内。为避免自愿补充医疗承保人避重就轻，平衡私营医疗保险公司之间的风险结构。2005 年斯洛文尼亚引入了一项风险均衡计划，借以确保所有被保险人无论落入哪个年龄组，其支付的保险费都是相当的。

在支付方式上，公共卫生保健网络中的初级卫生保健服务采用按人头付费和按服务项目付费两种方式，门诊专科服务仅采用按服务项目付费方式。急症住院保健则采取按病种付费，而非急症住院保健则按照每次住院的床位日计算费用。

斯洛文尼亚初级卫生保健服务由经过特定培训的家庭医生与护士提供，在全国范围内广泛开展。服务提供机构包括公共初级卫生保健中心、卫生站、私人执业医生提供，服务可由健康保险协会报销。卫生部的委员和监察员负责制定卫生保健机构的组织标准，并且对新建立的机构进行资质核定。

二级卫生保健层面的专科门诊服务由医院（或综合诊所）和私营机构提供。其中 75% 的专科服务，其无论住院服务还是门诊服务，都是由医院提供。患者需要通过初级保健的个人医师（执业医生或儿科医师）转诊才能接受二级卫生保健服务。当然，不同层面服务之间的合作还有诸多不足之处，主要受限于转诊和检查结果的交换。

总之，20 世纪 90 年代及之后的改革可以说是成功的，它将旧的医疗体系转型为现代化强制性社会医疗保险体系，尤其是成功引入了由私人执业提供初级卫生保健的模式。然而，目前仍存在一些挑战，比如如何提高效率，满足日益增长的卫生需求，适应医疗服务逐渐增加的成本。此外，缺乏卫生保健人员、某些服务等待时间长，以及如何为长期需要卫生保健的患者提供家庭保健服务等领域都存在挑战。

第四节　卫生资源配置

2006 年末，斯洛文尼亚共有 29 家医院，几乎全部为公立医院，20 世纪 70 年代都曾经大规模翻新。由于对急症患者和计划保健患者的强化治疗，以及计划以门诊为导向的保健模式，医院病床总数逐渐下降，从 1980 年的每 10 万人口 695 张病床下降到 2007 年的每 10 万人口 466 张病床, 下降了 33%。

同时, 由于引入按病种付费的机制, 平均住院时间显著缩短, 从 1995 年的 10.4 天下降至 2007 年的 6.8 天, 从而提高了患者流通量, 降低了病床需求。20 世纪 90 年代初期以来, 急症病床数大幅减少, 2007 年减少至每 10 万居民 377 张病床, 稍低于同年欧盟的平均水平。目前, 斯洛文尼亚医院病床数与人口需求相当, 虽然在斯洛文尼亚中部地区, 二级卫生保健服务的可及性仍不尽如人意, 但是总体地理分布较为均衡。

2011 年, 斯洛文尼亚 29 家医院中, 综合性医院 18 家, 妇产医院 2 家, 肺病专科医院 2 家, 神经疾病医院 4 家, 整形医院 2 家, 康复医院 1 家, 共有病床 9493 张。

斯洛文尼亚的初级卫生保健机构基础设施比较完善, 大部分全科医师和护士在公立初级卫生保健机构工作。截至 2004 年年底, 斯洛文尼亚有 64 家初级卫生保健中心和 69 家初级卫生站。这些机构平均分布在全国各地, 几乎所有地方都能在 20 千米范围内即可到达一家初级卫生保健机构。

卫生部负责规划卫生保健专业人员的数量, 医生培训则主要由卢布尔雅那医学院和马里博尔医学院提供。获得医学本科学历需要 6 年基础教育和 6 个月的实习期。卫生人力主要面临的挑战在于调整卫生领域符合条件的专业人员数量, 以确保适应未来工作的需要。由于卢布尔雅那医学院毕业生人数增加, 加之前南斯拉夫部分地区移民进入部分医学专业, 斯洛文尼亚的医师数从 1990 年每 10 万人口 199 名医师稳步提高至 2006 年的每 10 万人口 237 名医师, 2009 年该数值增长为每 1 万人口 25.1 名医师。然而, 斯洛文尼亚的人均医师数仍然低于大部分欧盟国家和中东欧国家。根据前瞻性人口统计学数据以及医学专业本身发展的需要, 在不久的将来某些地区可能会出现医师资源短缺的情况。

斯洛文尼亚的卫生总费用占 GDP 比例 2012 年仅为 8.8%, 在中东欧 16 国中排位第四, 2000~2012 年间基本维持在 8%~9% 之间, 变化不大(表 17-3)。卫生筹资总量略低于其经济发展水平。

2012 年, 斯洛文尼亚的卫生总费用中政府支出比例为 73.3%, 在中东欧 16 国中排位仅第八位。2000~2012 年间较为稳定, 一直保持在 71%~74% 之间(表 17-3)。相应, 个人支出的比例也保持小幅度变动的相对稳定状态, 保持在 26%~29% 之间。

表 17-3 2000～2012 年斯洛文尼亚卫生总费用相关指标(%)

年份	卫生总费用占 GDP 的比例	卫生总费用中 政府支出比例	卫生总费用中 个人支出比例
2000	8.3	74.0	26.0
2001	8.6	73.3	26.7
2002	8.6	73.4	26.6
2003	8.6	71.6	28.4
2004	8.4	73.1	26.9
2005	8.4	72.7	27.3
2006	8.3	72.3	27.7
2007	7.9	71.9	28.1
2008	8.4	74.0	26.0
2009	9.2	73.7	26.3
2010	8.9	74.0	26.0
2011	8.9	73.7	26.3
2012	8.8	73.3	26.7

第五节 小 结

　　卫生部是斯洛文尼亚卫生体系的管理部门,组织机构由诸多参与者构成。卫生服务体系的权力相对比较集中,行政管理和制度制定的权力集中在国家层面,下级政府部门负责具体执行。政府十分重视初级卫生保健服务的广泛性和可及性,并成功引入了由私人执业提供初级卫生保健的模式,尽管也存在一定的公共用地问题有待进一步解决。在筹资来源上,强制性健康保险提供的资金仍然占公共预算资金总额的绝大部分;而大部分私人资金来自于自愿健康保险费用,这一私人筹资方式逐步代替了个人现金支付和其他形式的私人筹资,实现了卫生服务体系筹资的可持续性。但同时,斯洛文尼亚也面临着支付方式的改革、医疗成本的控制、专业人力资源缺乏、服务质量提高等一系列问题与挑战。

　　斯洛文尼亚是中东欧 16 国中经济最发达的国家。在中东欧 16 国中与其较高的经济发展水平相比,卫生总费用占 GDP 的比例并不算高。虽然卫生总费用中政府支出比例仅排位第八,但是个人 26.7% 的现金支出比例并不高,这说明国家做到尽可能在政府筹资压力合理的范围内,缓解居民卫生支出的经济负担。从各项健康指标来看,斯洛文尼亚的国民健康水平是 16 个中东欧国家中数一数二的。总的来说,在斯洛文尼亚,无论国家的社会经济转型情况如何,居民就医需求都能得到满足,健康水平在不断提高。

附表 1　中东欧 16 国主要健康指标及其序位

国家	期望寿命（年）2013 年	排序	5 岁以下儿童死亡率（‰）2013 年	排序	婴儿死亡率（‰）2012 年	排序	孕产妇死亡率（/10 万）2011 年	排序	结核病发病率（/10 万）2013 年	排序	结核病患病率（/10 万）2013 年	排序
阿尔巴尼亚（Albania）	77.4	3	14.9	16	15	16	7.3	2	18	6	27	7
波黑（Bosnia and Herzegovina）	76.4	5	6.6	9	5.8	10	15.8	14	46	13	69	14
保加利亚（Bulgaria）	73.5	14	11.6	14	10.5	14	25.6	16	29	12	37	12
克罗地亚（Croatia）	77.0	4	4.5	4	4.0	4	13.9	10	13	4	18	4
捷克（Czech Rep.）	77.7	2	3.6	3	3.1	3	10.3	5	5.5	1	7.1	1
爱沙尼亚（Estonia）	74.4	11	3.4	2	2.9	2	6.2	1	22	10	27	7
匈牙利（Hungary）	74.6	10	6.1	8	5.3	7	15.5	12	18	6	29	11
拉脱维亚（Latvia）	72.2	15	8.4	13	7.6	13	12.6	9	50	14	58	13
立陶宛（Lithuania）	72.1	16	4.9	5	4.4	6	9.7	4	65	15	85	15
马其顿（Macedonia）	75.2	8	6.6	9	6.5	12	13.9	11	17	5	25	5
黑山（Montenegro）	74.8	9	5.3	7	5.5	8	15.7	13	21	9	25	5
波兰（Poland）	76.4	5	5.2	6	4.3	5	10.7	6	22	11	27	7
罗马尼亚（Romania）	73.8	13	12.0	15	10.7	15	24.9	15	87	16	123	16
塞尔维亚（Serbia）	74.1	12	6.6	9	5.7	9	10.7	6	18	6	28	10
斯洛伐克（Slovak Republic）	75.4	7	7.2	12	6.3	11	10.7	6	7.7	3	9.9	3
斯洛文尼亚（Slovenia）	79.6	1	2.9	1	2.5	1	8.5	3	7.5	2	9.2	2

注：期望寿命属于高优指标，按照从高到低的顺序排位，最高的序位为第一，最低的为第十六位；婴儿死亡率、5 岁以下儿童死亡率和孕产妇死亡率属于低优指标，排序按照从低到高顺序排位，最低的序位为第一，最高的为第十六位。

附表 2　中东欧 16 国经济发展、卫生筹资总量与构成及其序位

国家	卫生总费用占GDP比例(%)		卫生支出占政府总支出的比例(%)		卫生总费用中政府支出比例(%)		卫生总费用中个人支出比例(%)		人均国民生产总值($)	
	2012年	排序	2012年	排序	2012年	排序	2012年	排序	2013年	排序
阿尔巴尼亚 (Albania)	6.0	13	9.9	15	47.6	16	52.4	16	10 520	15
波黑 (Bosnia and Herzegovina)	9.9	2	16.6	1	71.2	6	28.9	6	9 820	16
保加利亚 (Bulgaria)	7.4	8	11.8	10	56.3	15	43.7	15	15 200	11
克罗地亚 (Croatia)	6.8	10	15.1	2	82.3	2	17.7	2	20 370	9
捷克 (Czech Rep.)	7.7	7	14.6	4	84.8	1	15.2	1	25 530	2
爱沙尼亚 (Estonia)	5.9	15	11.7	11	79.9	3	20.1	3	24 230	5
匈牙利 (Hungary)	7.8	5	10.3	14	63.6	12	36.4	12	21 000 (2012)	8
拉脱维亚 (Latvia)	6.0	13	8.9	16	56.7	14	43.3	14	21 350	7
立陶宛 (Lithuania)	6.7	11	12.7	9	70.8	7	29.2	7	24 500	4
马其顿 (Macedonia)	7.1	9	13.6	6	64.1	11	35.9	11	11 520	14
黑山 (Montenegro)	9.1 (2010)	3	13.6 (2010)	6	67.2 (2010)	10	32.8 (2010)	10	14 600	12
波兰 (Poland)	6.7	11	11.1	13	70.1	9	29.9	9	22 300	6
罗马尼亚 (Romania)	5.1	16	11.3	12	77.7	4	22.3	4	18 060	10

续表

国家	卫生总费用占 GDP 比例(%)		卫生支出占政府总支出的比例(%)		卫生总费用中政府支出比例(%)		卫生总费用中个人支出比例(%)		人均国民生产总值($)	
	2012 年	排序	2012 年	排序	2012 年	排序	2012 年	排序	2013 年	排序
塞尔维亚 (Serbia)	10.4 (2010)	1	14.1 (2010)	5	61.9 (2010)	13	38.1 (2010)	13	12 020	13
斯洛伐克 (Slovak Republic)	7.8	5	14.7	3	70.5	8	29.5	8	24 740	3
斯洛文尼亚 (Slovenia)	8.8	4	13.1	8	73.3	5	26.7	5	28 130	1

注：人均国民生产总值、卫生总费用占 GDP 比例、卫生支出占政府总支出的比例、卫生总费用中政府支出比例属于高优指标，按照从高到低的顺序排位，最高的序位为第一，最低的为第十六位；卫生总费用中个人支出比例属于低优指标，排序按照从低到高顺序排位，最低的序位为第一，最高的为第十六位。

参 考 文 献

（1）周淼. 克罗地亚卫生筹资改革 [J]. 国外经济卫生经济分册, 2008, 25(3): 107-111.

（2）尤川梅, 冯友梅. 捷克卫生体制改革概况 [J]. 中国社会医学杂志, 2009, 26(2): 85-86.

（3）刘俊, 张钢, 艾晓金. 匈牙利、保加利亚医疗卫生改革述评（上）[J]. 中国卫生资源, 2005, 8(4): 184-185.

（4）于广军, 马强. 处于转型中的波兰医疗卫生体制 [J]. 中国卫生资源, 2007, 10(3): 154.

（5）王云霞, 李倩, 董全林. 波兰卫生体制改革概况 [J]. 中国社会医学杂志, 2008, 25(1): 18-19.

（6）李永斌, 李倩, 王云霞. 斯洛伐克卫生体制改革概况 [J]. 中国社会医学杂志, 2008, 25(2): 80-82.

（7）尤川梅, 姚岚. 斯洛文尼亚卫生体制改革概况 [J]. 中国社会医学杂志, 2009, 26(5): 289-290.

（8）Nuri, B. In: Tragakes, E., ed. *Heath care systems in transition: Albania*. Copenhagen, European Observatory on Health Care Systems, 2002: 4(6).

（9）Cain, J. et al. In Cain, J. and Jakubowski, E., eds. *Heath care systems intransition: Bosnia and Herzegovina*. Copenhagen, European Observatory onHealth Care Systems, 4(7)(2002).

（10）Dimova A, Rohova M, Moutafova E, Atanasova E, Koeva S, Panteli D, vanGinneken E. Bulgaria: Health system review. *Health Systems in Transition*, 2012, 14(3): 1-186.

（11）Voncina L, Jemiai N, Merkur S, Golna C, Maeda A, Chao S, Dzakula A. Croatia: Health system review. *Health Systems in Transition*, 2006, 8(7): 1-108.

（12）Bryndová L, Pavlolová K, Roubal T, Rokosvoá M, Gaskins M and van Ginneken E. Czech Republic: Health system review. *Health Systems in Transition*, 2009, 11(1): 1-112.

（13）Lai T, Habicht T, Kahur K, Reinap M, Kiivet R, van Ginneken E. Estonia: health system review. *Health Systems in Transition*, 2013, 15(6): 1-196.

（14）Gaál P, Szigeti S, Csere M, Gaskins M, Panteli D. Hungary: Health system review. *Health Systems in Transition*, 2011, 13(5): 1-266.

（15）WHO Regional Office for Europe (2006). Highlights on healthin Latvia 2005, Copenhagen, WHO Regional Office for Europe: (http://www.euro.who.int/highlights, accessed 20 May 2015)

（16）Murauskiene L, Janoniene R, Veniute M, van Ginneken E, Karanikolos M. Lithuania: health system review. *Health Systems in Transition*, 2013, 15（2）: 1-150.

（17）Gjorgjev D, Bacanovic A, Cicevalieva S, Sulevski Z, Grosse-Tebbe S. The former Yugoslav Republic of Macedonia: Health system review. *Health Systems in Transition*, 2006, 8（2）: 1-98.

（18）Sagan A, Panteli D, Borkowski W, Dmowski M, Domański F, Czyżewski M, Goryński P, Karpacka D, Kiersztyn E, Kowalska I, Księżak M, Kuszewski K, Leśniewska A, Lipska I, Maciąg R, Madowicz J, Mądra A, Marek M, Mokrzycka A, Poznański D, Sobczak A, Sowada C, Świderek M, Terka A, Trzeciak P, Wiktorzak K, Włodarczyk C, Wojtyniak B, Wrześniewska-Wal I, Zelwiańska D, Busse R. Poland: Health system review. *Health Systems in Transition*, 2011, 13（8）: 1-193.

（19）Vlădescu C, Scîntee G, Olsavszky V, Allin S and Mladovsky P. Romania: Health system review. *Health Systems in Transition*, 2008, 10（3）: 1-172.

（20）WHO Regional Office for Europe（2010）. Evaluation of the organization and provision of primary care in Serbia, Copenhagen, WHO Regional Office for Europe: （http://www.euro.who.int/en/countries/serbia/publications2, accessed 20 May 2015）

（21）Albreht T, Turk E, Toth M, Ceglar J, Marn S, Pribaković Brinovec R, Schäfer M, Avdeeva O and van Ginneken E. Slovenia: Health system review. *Health Systems in Transition*. 2009, volume 11（3）: 1-168.

（22）Szalay T, Pažitný P, Szalayová A, Frisová S, Morvay K, Petrovič M and vanGinneken E. Slovakia: Health system review. *Health Systems in Transition*, 2011, 13（2）: 1-200.

获取更多详尽信息，可参考以下网址：

1. World Health Organization——Countries
   http://www.who.int/countries/en/

2. 中华人民共和国外交部——国家和组织
   http://www.fmprc.gov.cn/mfa_chn/gjhdq_603914/

3. GAPMINDER——DATA
   http://www.gapminder.org/